LA VÉNUSALGIE.

DE L'IMPRIMERIE DE C. F. PATRIS.

LA VÉNUSALGIE,

OU

LA MALADIE DE VÉNUS.

PAR LE DOCTEUR SACOMBE.

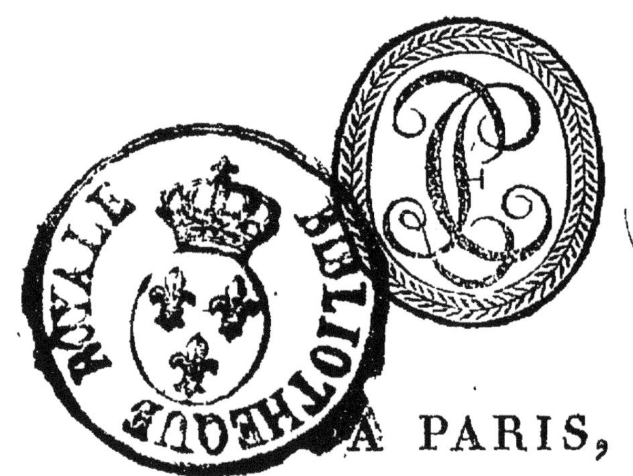

À PARIS,

Chez l'AUTEUR, Médecin-Accoucheur, rue Saint-Honoré, n° 214, vis à-vis la rue Batave.

PATRIS, imp.-libraire, rue de la Colombe, n° 4.

Et chez tous les Libraires du Palais Royal.

Juin 1814.

A MON FILS LOUIS,

AU DEUXIÈME RÉGIMENT D'ARTILLERIE DE MARINE, A TOULON.

CHÉRIS l'honneur et la patrie,
La franchise et la bonne foi;
Porte jusqu'à l'idolâtrie
L'amour de Louis, notre Roi.
Songe quelquefois à ton père,
Qui désire et qui désespère
De voir ses enfants réunis.
Si ton vaisseau mouille à Cythère,
Redoute le dieu du mystère
Et le sort du bel Adonis.

Fuis l'île d'Elbe, où de la peste
Le fléau règne avec fureur;
A la France il fut trop funeste
Pour ne pas inspirer l'horreur:
Il a désolé les familles;
Mères, épouses, veuves, filles,

Gémissent autour d'un cercueil.
Séjour jadis si plein de charmes,
Nageant dans le sang, dans les larmes,
La France est en habits de deuil.

Dans la Corse il a pris naissance,
Ce lâche assassin d'un Bourbon;
Et cette île, à ma connaissance,
N'a jamais rien produit de bon.
La Corse est le séjour sauvage
D'un peuple né pour l'esclavage,
D'un peuple aux Romains odieux;
Le Corse, en son âme perfide,
Médite le vol, l'homicide,
Et nourrit le mépris des dieux.

Pour toi de la déesse Hygie
J'implore les secours divins,
Mais contre la Vénusalgie,
Sans moi, ses conseils seraient vains.

De cette affreuse maladie
Le terrible et prompt incendie
Ne sera plus à redouter ;
Au sein de ses forêts antiques,
Sur les montagnes helvétiques,
Sylvain m'apprit à le dompter.

Laisse en paix les fils de Neptune,
Les Français n'ont plus d'ennemis ;
Viens partager l'humble fortune
Du plus constant de tes amis ;
Viens jouir du fruit de ses veilles :
De son art fécond en merveilles,
Il peut te donner des leçons,
Des vers t'inspirer le délire,
Et sous tes doigts sa faible lyre
Peut rendre encor les plus doux sons.

Si d'un tyran triste victime
Tu pris en horreur le dieu Mars,

Sers-le sous ton Roi légitime,
De Louis suis les étendards.
A son neveu, Duc d'Angoulême,
Honneur, appui du diadême,
Louis a remis son trident.
De Louis-Seize auguste fille,
La France a, pour votre famille,
Formé le vœu le plus ardent.

Mon art, Princesse infortunée,
Ne se borne point à des vœux;
Lucine et le dieu d'Hyménée
M'ont fait d'intéressants aveux:
« Médicis, long-temps inféconde,
» M'ont-ils dit, mit trois fils au monde,
» Objets de l'amour paternel.
» Pour réaliser l'espérance,
» Et combler les vœux de la France,
» Il nous faut un nouveau Fernel. »

SACOMBE.

PRÉFACE.

La Vénusalgie ou maladie de Vénus, que les Napolitains appèlent le mal français, et les Français le mal napolitain, ne nous est venue ni de Naples, ni d'Amérique. La vierge la plus saine qui aura un commerce amoureux et fréquent avec plusieurs hommes aussi sains qu'elle, sera atteinte de la Vénusalgie, et la propagera avec tous les symptômes de la lèpre, dont on ne parle plus depuis que Fracastor, pour faire sa cour au Pape Paul IV, composa son excellent poème latin *la Syphilis*, afin d'effrayer les bons Pères du concile de Trente, que la politique voulait transférer à Bologne, à raison de la mésintelligence qui régnait entre le Pape et Charles V. Les Pères, effrayés par l'augure funeste de Fracastor, qui avait consulté les astres, vinrent tenir à Bologne la neuvième session du concile, le 21 avril 1547, et la deuxième au mois de juin suivant.

La Vénusalgie est donc la fille naturelle du libertinage et de l'intempérance, dont Vénus et Bacchus ne sont que les emblèmes mythologiques.

Le séjour, le mélange et la fermentation des semences de plusieurs hommes sains, dans un organe humide et chaud, tel que le vagin, ont été dans tous les siècles, sont encore de nos jours, et seront toujours les seules causes des effets ou symptômes vénusalgiques.

Le séjour, le mélange et la fermentation des semences de plusieurs hommes sains dans un intestin humide, tel que le *rectum*, ont donné lieu à une maladie que nous nommerons la Sodomialgie, dont les effets et le traitement sont les mêmes que ceux de la Vénusalgie.

La Vénusalgie ne se propage pas seulement par le coït, mais encore par le contact médiat du virus vénusalgique avec la verge, le clitoris, l'intérieur des narines, de la bouche, et même avec les lèvres d'une personne saine, appliquées au bord d'un verre dans lequel vient de boire un malade atteint du ptyalisme ou salivation vénusalgique.

J'ai guéri de chancres au prépuce, une personne saine, assez imprudente pour se faire masturber par une femme qui vivait de ce commerce nocturne, et dont la main avait inoculé le virus vénusalgique de quelque autre personne infectée de la maladie de Vénus.

J'ai traité d'ulcères à la gorge, une femme très-saine qui avait eu la faiblesse de permettre à un jeune libertin de lui faire un baiser sur la bouche, et de glisser sa langue jusqu'aux amygdales.

J'ai été obligé de soumettre à un traitement régulier, un jeune homme très-sain qui, ayant refusé les faveurs d'une jolie femme parce que sa conduite lui parut suspecte, s'était contenté de la masturber, et avait ensuite porté son doigt dans la narine gauche, où il sentit d'abord une forte démangeaison, et qu'il envenima par le frottement de son doigt imprégné de virus vénusalgique.

Il n'y a qu'une seule maladie de Vénus; car les effets ou symptômes de la Vénusalgie, qu'il a plu à certain auteur de transformer en autant de maladies *vénériennes* ou *syphilitiques*, pour avoir un prétexte d'écrire deux gros volumes et de donner plus d'importance à la seule maladie qu'il soit capable de traiter, ne sont que des enfants malheureux de la même mère, la Vénusalgie.

Enfin, il ne faut pas avoir voyagé

dans les trois royaumes d'Angleterre, d'Ecosse et d'Irlande, pour savoir que les parties génitales des deux sexes ont leurs maladies propres et indépendantes de la Vénusalgie, lesquelles ne peuvent être confondues avec la Vénusalgie par les médecins les moins expérimentés.

Si je n'étaye pas d'un plus grand nombre d'observations-pratiques les assertions que je viens d'émettre sur l'origine de la Vénusalgie, c'est que mon dessein n'est pas de faire un ouvrage licencieux, un nouveau *Tableau de l'Amour conjugal*, mais un ouvrage utile aux jeunes praticiens, auxquels il suffit d'indiquer la route de la science, que le génie seul peut leur faire parcourir avec succès.

Ne nostros contemne orsus, medicumque laborem;
Quidquid id est. Deus hæc quondam dignatus
Apollo est.

Lecteur, ne dédaigne point mon entreprise. Apollon a fait aussi ses délices et de la poésie et de la médecine.

FRASCATOR, *Syphilis*, lib. 1.

LA VÉNUSALGIADE,

POEME.

CHANT PREMIER.

Je chante ce mal homicide
De Vénus, dit vénérien,
Que donna la reine de Gnide
A tout le peuple olympien.
Des déesses la plus jolie
De tous les dieux fut la folie;
Chacun d'eux voulut en goûter,
Et leur mélange prolifique
Enfanta la syphilitique,
Mal des dieux même à redouter.
Leur messager, le beau Mércure,
Sur lui d'abord en fit la cure,
Et de ce mal contagieux,

En payant, guérit tous les dieux.
Seul de l'Olympe le grand maître
Au traitement subi par eux,
Ne voulut jamais se soumettre.
Pour se venger de sa moitié,
De ce mal à sa chaste épouse,
Méchante, orgueilleuse et jalouse,
Jupin infusa la moitié.
Dans l'état le plus pitoyable,
Junon conçut et mit au jour
Un enfant.... un monstre effroyable,
Horreur du céleste séjour.
Epoux cruel et mauvais père,
Dans un noir accès de colère,
Jupiter, d'un seul coup de pied,
Lança du séjour du tonnerre
Son malheureux fils sur la terre.
Vulcain, perclus, estropié,
Comme il peut se traîne à Lipare,
Où, forgeron, ce dieu prépare

Les *forceps* et les bistouris
Pour les accoucheurs de Paris.
 Cependant au séjour céleste
Vénus n'a plus d'adorateurs;
De ses faveurs le don funeste
Pour elle a glacé tous les cœurs;
On fuit sa coupe enchanteresse,
On craint ses baisers ravissans,
Qui dans une amoureuse ivresse
Portent le feu dans tous les sens,
Et dont le terrible incendie
Métamorphose en maladie
Les plaisirs les plus innocens.
 Apollon, qui connaît la cause
Du mal par Vénus enfanté:
Déesse de la volupté,
Pardonnez, lui dit-il, si j'ose
Vous dire ici la vérité;
Je le dois par reconnaissance.
Le mal qui détruit la santé,

Et dont l'Olympe est infecté,
Naît de l'excès de jouissance;
Dans vos bras il a pris naissance;
Le dieu Mercure l'a dompté.
O déesse de la beauté!
Dans l'état funeste où voùs êtes,
Vous ne ferez plus de conquêtes
Si vous dédaignez mes secours.

Amant ingrat, un tel discours
De ta part m'offense et m'étonne.
Non, non jamais, fils de Latone,
A ton art je n'aurai recours.
Apprends, dieu de la médecine,
Que de ta science divine
Le ciel affranchit la beauté.
Vénus, par ces affreux symptômes,
Apprend aux dieux, apprend aux hommes,
Les dangers de la volupté.

Ainsi sans pudeur et sans honte,
La souveraine d'Amathonte

Insulte aux dieux vénériens,
Et de l'Olympe sur la terre
Vole avec Mars, dieu de la guerre,
Fendant les flots aériens.
  Mars, revêtu de son armure,
Effraya d'abord les mortels,
Mais Vénus prenant sa ceinture,
Vrai chef-d'œuvre de la nature,
Lui fit ériger des autels.
  Au sein de la plus douce ivresse,
L'amant heureux et sa maîtresse
Coulaient des jours délicieux.
Les jeux, les ris, de leurs demeures
Pour eux avaient chassé les heures,
Ils se croyaient encore aux cieux,
Et cependant, en dépit d'elle,
Vénus, à son amant fidèle,
Devint enceinte de l'Amour.
Ainsi, pour mieux troubler la terre,
Le terrible dieu la guerre

A Cupidon donna le jour.
Lassé du terrestre séjour
Et de la reine de Cythère,
A qui Vulcain faisait la cour,
Il part, et le dieu du mystère
Fut seul intendant à la cour.
Aussi libertin que sa mère,
Et plus à craindre que son père,
Toujours armé de traits vainqueurs,
D'un faible enfant jouant le rôle,
En tapinois, le petit drôle
Se plaît à déchirer les cœurs.
Il vit de troubles et d'alarmes,
Sourit quand on verse des larmes,
Et lorsqu'on rit verse des pleurs.
Malgré lui, la plus vive joie
Soudain sur son front se déploie
Au récit des plus grands malheurs.
Aux époux, aux amants fidèles,
Le fourbe prête ses deux ailes

Pour leur apprendre à voltiger ;
Puis aux amantes, aux épouses,
Que le traître a rendu jalouses,
Il conseille de se venger ;
Mais leur en voilant le danger,
Tantôt il les rend infidèles,
Et ce petit mauvais vaurien,
Après avoir abusé d'elles,
Fait tremper ses flèches cruelles
Dans le virus vénérien.
Tantôt dans leurs mains criminelles
Il met un poignard aiguisé,
Ou quelque poison déguisé
Dont les atteintes sont mortelles.
Mais qui peut nombrer ses forfaits ?
Les histoires de tous les âges
N'ont pas encore assez de pages
Pour compter les maux qu'il a faits.
C'est sous le voile du mystère
Que ce ministre de Cythère,

Aux autels fumants de Vénus,
Entraîne les premiers venus :
Là son auguste ministère
Est de stimuler les désirs,
Les jeux, les ris et les plaisirs.
A la lueur de cent bougies
Bacchus préside à ces orgies,
Et dans leur impudique ardeur,
Les prêtresses échevelées
Parmi les satyres mêlées
Font maint outrage à la pudeur.
Mais la déesse de ce temple,
A force de lubricité,
A mérité, par son exemple,
Le prix de l'impudicité.
Vénus, en attraits accomplie,
Pour mieux jouir se multiplie
Au gré de ses adorateurs ;
Par la jouissance embellie,
Elle ajoute aux propos flatteurs

Les baisers les plus séducteurs ;
Sa bouche vermeille et jolie
Darde leur flamme au fond des cœurs ;
Elle refuse, elle supplie,
Et couronne enfin sa folie
Par ses *mille et une* faveurs.
Mais tant de faveurs renaissantes
Usaient les forces impuissantes
Des mortels les plus vigoureux,
Et dans le commerce amoureux,
Disait la reine d'Amathonte,
En ce bas et terrestre lieu,
A ce jeu pour trouver mon compte,
Il faut dix hommes pour un dieu.
  Vénus de sa lubrique fête,
Qui ne pouvait durer toujours,
Lasse sans être satisfaite,
Au bout d'un mois et quelques jours,
Terminait à regret le cours,
Pour donner le temps aux amours

D'aller, dans les plages lointaines,
Publier les fêtes prochaines.
Cependant voici le discours
Que tint la reine de Cythère
Au dieu Bacchus, son secrétaire:
  Cher amant, à toi j'ai recours;
Je compte assez sur ta tendresse,
Sur ton industrieuse adresse
Pour obtenir un prompt secours.
Des humains tu vois la faiblesse,
Elle m'humilie, elle blesse
L'orgueil de la divinité.
Donne à la faible humanité
Quelque soutien dans son ivresse,
Qui puisse dompter sa paresse
Dans les bras de la volupté;
Une boisson enchanteresse,
Un doux nectar, une liqueur
Qui, passant de la bouche au cœur,
Allume le sang dans ses veines,

Et pour lui ne rende pas vaines
Les douces faveurs de Cypris,
Dont les dieux ont senti le prix.
Tout mon bonheur est de vous plaire,
Répond Bacchus ; et quel salaire
Paîra jamais un seul regard
De vos bontés à mon égard?
Comptez sur ma reconnaissance.
L'auteur chéri de ma naissance,
Arbitre souverain des dieux,
Soumit la terre à ma puissance,
Quand ses enfants audacieux
Eurent escaladé les cieux.
Je lui confîrai la semence
Des ceps de vigne précieux
Apportés de l'Inde en ces lieux;
Avec leur suc délicieux,
Des mortels je ferai des dieux.
Il dit, et d'un seul de ses signes
Tellus fit croître mille vignes,

Qui, pour peupler tous les coteaux,
Se marièrent aux ormeaux.
Chypre, où Vénus fut adorée,
Rendit hommage au dieu du vin;
Chypre, dans sa coupe dorée,
Savoura son nectar divin,
Et les amants de Cythérée
Ne le sablèrent pas en vain.
　Gloire, honneur au dieu de la treille,
Dont la liqueur douce et vermeille
A distillé tant de beaux vers!
Honneur et gloire au dieu d'Horace,
Dont la Muse pleine de grace
A parcouru tout l'univers,
En chantant les bienfaits divers
De la vieille urne de Falerne!
Qui mieux que la docte Salerne
Chasse les maux et les revers,
Change en doux printemps les hivers,
En retraçant à la vieillesse

Les jours heureux de sa jeunesse,
Dont le souvenir nous rend verts?
Honneur et gloire au vieux Silène,
Compagnon d'armes de Bacchus,
Qui, chez les Indiens vaincus,
S'enivrait à perte d'haleine!
Gloire, honneur au fils de Vénus,
Qui, par son amour pour la vigne,
Dieu des jardins, s'est montré digne
D'être né d'elle et de Bacchus!
Cependant la vendange est faite,
Les premiers raisins sont foulés,
Et dix jours à peine écoulés,
Vénus a proclamé sa fête.
Chacun aspire à sa conquête,
Ses adorateurs sont nombreux;
Egyptiens, Scythes, Hébreux,
Pour jouir d'une fête immonde,
Volent des deux pôles du monde,
Les uns, pour boire avec Bacchus

Une liqueur enchanteresse ;
Les autres pour y voir Vénus,
Et jouir d'une double ivresse
Au sein des plaisirs inconnus.
Mais l'infernale maladie,
Dans le sang encore engourdie,
Grace à la bachique liqueur,
Va passer des veines au cœur,
Du cœur dans toutes les artères,
Où ses atômes délétères,
Acquérant de nouveaux ressorts,
Viendront infecter tout le corps.
Mais voilons les affreux mystères
Et de Bacchus et de Cypris,
Dignes du plus profond mépris.
Révolté de leur inconduite,
Le père des dieux, des mortels,
Allait renverser leurs autels,
Quand par lui Vénus fut réduite,
Pour calmer son juste courroux,

D'accepter Vulcain pour époux,
Des mains de son fils l'Hyménée,
Qui joignit à sa destinée
Le dieu le plus hideux de tous.
  Mais le puissant dieu de la guerre,
Pour charmer ses cruels ennuis,
Des cieux descendait sur la terre,
Et dans ses bras passait les nuits.
Vulcain se douta de l'affaire,
Quitta sa forge et les surprit;
Mais au lieu de les laisser faire,
Comme eût fait un homme d'esprit,
Il leur fit une espiéglerie
Bien digne d'un mari jaloux,
Et qui rendit son vain courroux
Un digne objet de raillerie:
Il les enferma tous les deux
Dans une grille imperceptible,
Dont Mercure, à leur sort sensible,
De sa main vint briser les nœuds.

Vénus abhorra l'Hyménée;
Des enfants qu'elle mit au jour,
Elle ne chérit que l'Amour,
Priape et l'hypocrite Enée,
Qui vint sur le bord Tyrien
Donner le mal vénérien
Qu'il tenait de son père Anchise,
A la malheureuse Didon,
Dont le perfide Cupidon
D'un trait abusa la franchise.
Aussi ce petit dieu malin
Fut-il bien puni de sa mère,
Qui, par une douleur amère,
De Psyché finit le destin.

Vénus au superbe festin
Et de Thétys et de Pelée,
Par les dieux et par le Destin
Ne fut pas, dit-on, appelée.
Pour la venger de ce mépris,
La Discorde jeta la pomme,

Fruit d'or où ces mots sont écrits :
De la plus belle elle est le prix.
Sera-ce un dieu, sera-ce un homme
Qui rendra ce grand jugement?
C'est Pâris, berger de Phrygie,
Pâris qui, dans la Thessalie,
D'Hélène fut l'illustre amant.
Le beau Pâris voit les déesses
Minerve, Junon et Cypris;
Mais la Vénus aux belles fesses
A ses yeux mérita le prix:
Elle eut la pomme. En récompense
Que donna-t-elle au beau Paris?
Ses faveurs; et qu'on me dispense
De dire encor ce que l'on pense,
Un extrait de la syphilis.
De Vénus le culte commode
Fut bientôt le culte à la mode:
Aimer et boire du bon vin,
Fut partout le culte divin.

En dépit du dieu du tonnerre,
Partout, au séjour des mortels,
Vénus, Bacchus, dieux de la terre,
Eurent en tous lieux des autels.
Jupin eut beau noyer le monde
Dans un déluge universel,
Le peu qui s'échappa de l'onde
N'en devint pas moins criminel.
Jupin eut beau brûler Sodome,
Affreuse, exécrable cité,
Séjour de l'impudicité,
Où parfois la femme était homme;
Et même sans nécessité,
Par un commerce plus infâme,
L'homme a son tour devenait femme
Au sein de la lubricité;
Excepté Lot, assez bon homme,
Qui se sauva je ne sais comme,
Et dont, par un destin cruel,
La chère épouse devint sel.

Aussi pourquoi se tournait-elle
Pour une simple bagatelle,
Au mépris d'un ordre éternel ?
Alors le maître du tonnerre,
Qui ne jura jamais en vain,
Dit à son fils le dieu du vin :
Je ne veux plus noyer la terre,
Ni la consumer par le feu ;
Pour les méchants ce n'est qu'un jeu.
Vénus m'a donné sa parole
De les infecter de vérole
Jusque dans la moelle des os,
Sans les submerger par les eaux.
Toi, mon fils, rends-la plus active,
En noyant dans des flots de vin
Tous ceux qui, contre le déluge,
Auront trouvé quelque refuge,
Et que j'ai poursuivis en vain.
Seuls débris de l'espèce humaine,
Sem, Cham, Japhet vont chez Vénus,

Qui pour eux, loin d'être inhumaine,
Leur dit : Soyez les bien-venus.
Avant la fin de la semaine,
De l'univers le grand domaine
En trois lots sera partagé :
Japhet, des trois le plus âgé,
Aura la vaste et belle Asie;
Cham, l'Europe que j'ai choisie;
Sem, de tous le plus jeune, enfin,
L'Afrique, hors l'Océan sans fin,
Qui des trois, sans aucun partage,
Sera le commun héritage.
Voilà les dons que je vous fais.
Bacchus ajoute à mes bienfaits
De ses présents le plus insigne,
L'art de planter partout la vigne,
D'en cueillir le fruit précieux,
Pour un nectar délicieux.
    Maîtres de la machine ronde,
Dressez des autels à Vénus;

Partout sur la terre et sur l'onde,
Ainsi qu'elle honorez Bacchus.
Soudain la Syphilis immonde,
Par eux infectant l'univers,
Nouveau Protée, en maux féconde,
Se cacha sous des noms divers:
C'est l'éléphas de l'Arabie;
Le liquen de la Barbarie;
La lèpre infecte des Hébreux,
Assemblage de maux nombreux,
Surtout aux sources de la vie;
C'est le feu-persan des Indous,
Dont l'ardeur les consume tous;
Siwin de la Scandinavie,
Ce mal, au nord, n'est pas plus doux;
Chez nous c'est la syphilitique;
L'yaws aux rivages d'Afrique;
Le mal-anglais au Canada,
Fléau qui de l'Inde aborda;
Enfin la vérole ou la gore,

Qui seule est la boîte à Pandore.
  J'en appèle aux grands médecins
Qui connaissent les livres saints :
Comment donc faut-il que je nomme
Le mal affreux qu'eut ce saint homme
Dont les chairs tombaient par lambeaux,
Et dont l'odeur cadavéreuse,
Par leur exhalaison affreuse,
Attirait les vers des tombeaux ?
  Comment donc faut-il que je nomme
Le mal de ce roi pénitent
Qui, dans un verset de son psaume,
Nous dit d'un ton bien repentant,
Et je l'en crois bien sur parole :
« Comme le foin mes os séchés,
» Ont bien expié mes péchés ;
» De ma chair ils sont détachés. »
  Au roi David, par la vérole,
Ces aveux étaient arrachés.
  Fracastor, en effet, s'amuse

Quand il dit à sa chaste Muse
Que le fléau vénérien
Provient d'un vice aérien.
D'un poète c'est un beau songe;
Je lui sais gré de ce mensonge
En faveur de sa Syphilis,
Dont les vers nobles et polis
Sont beaux et dignes qu'on les loue;
Le chantre même de Mantoue
Les aurait trouvés très-jolis.

Mais que d'auteurs, en conscience,
Parlant du mal vénérien,
Ont fait abus de la science!
Qui prouve trop ne prouve rien.
Tel est Astruc qui d'Amérique
Fait venir ce mal sur les flots:
Débarqué par les matelots,
Aux Français il le communique;
De-là le mal américain.
A Naples c'est le mal de France,

En France il est napolitain;
A Madrid c'est le mal d'Afrique;
Moi je dis qu'il est endémique
Partout où Vénus impudique
Sans honte, aux dieux comme aux mortels
Se prostitue à ses autels.
    Voici la preuve manifeste
Du fait que je mets en avant,
Et que j'observai très-souvent;
Foi de médecin, je l'atteste.
    Sophie, à peine à dix-sept ans,
Avait la fraîcheur du printemps;
Teint vermeil, de lis et de rose;
Bouche petite, à demi close,
Pour laisser entrevoir des dents
Plus blanches que le bel ivoire;
Gorge d'albâtre et gaze noire,
D'où l'œil pénétrait au-dedans;
Taille de nymphe et beau corsage,
L'œif vif et pétillant d'esprit,

Sophie était jolie et sage.
Orpheline dès le bas âge,
Sans biens, sans état, elle apprit,
Sous les yeux d'une vieille tante
Dont elle surpassa l'attente,
A faire à messieurs les curés,
Soutanes et bonnets carrés,
Frocs, surplis, aubes et ceintures,
Et mille autres caricatures.
 Un jeune abbé s'introduisit
Dans la boutique de Sophie;
L'Amour, je crois, l'y conduisit.
Comment veut-on qu'on se défie
D'un amour en petit collet?
Il vient, il voit, il parle, il plaît;
De Sophie il tourne la tête,
Et part tout fier de sa conquête.
Comme César il vint, il vit,
Plut à Sophie et la vainquit.
 Mon héros qui, dans un chapitre,

A porté la crosse et la mitre,
N'était pas novice en amour,
Car c'était un abbé de cour.
Un dimanche, la bonte tante
Chantait ses vêpres en latin,
Quand l'abbé, que le démon tente,
Se livre à son heureux destin.
Il vient. Sophie ouvre la porte;
L'abbé la referme aux verroux,
Et puis se jète à ses genoux;
Elle veut se mettre en courroux,
Mais elle n'est pas la plus forte.
D'ailleurs l'historien rapporte
Que sa Sophie, en ce moment,
(Dirai-je cruel ou charmant?)
Ainsi qu'une Grace ingénue,
En toilette était presque nue.
Soupirs, sanglots, larmes, serments,
Bref, tous les vieux tours des amants
Sont mis en jeu. L'amour l'emporte,

Et lui ravit, pour son bonheur,
Ce que le sexe appèle honneur.
Mon abbé, dans son séminaire,
Séjour de tristesse et d'ennui,
Avait trois amis avec lui
Qui marmotaient leur bréviaire
Quand, le front ceint d'un myrte vert
Et d'un noble sang tout couvert,
Il vint leur conter son histoire
Et son amoureuse victoire.
Pour vous prouver mon amitié,
Avec vous de ma jeune amante,
Jeune, jolie, aimable, aimante,
Je prétends jouir de moitié;
L'amitié nous unit ensemble,
Que l'amour aussi nous rassemble.
Le traité fut signé par eux
Et ratifié par Sophie,
Qui crut que la philosophie
Consiste à faire des heureux.

Avant leur acte de licence
Nos bachèliers étaient très-sains,
Sophie aussi; la jouissance
Les mit aux mains des médecins,
Et son excès donna naissance
A mille maux vénériens.

CHANT II.

D'UN mal aux humains plus funeste,
Plus redoutable que la peste,
Ma chaste Muse, en peu de vers,
A dit la source à l'univers.
Des syphilitiques atômes
Je vais décrire les symptômes,
Et par leurs effets peu connus
Inspirer l'horreur de Vénus.
Attelés au char de lumière,
Les chevaux de l'astre du jour,
Des cieux parcourant la carrière,
Six fois à peine ont fait le tour,
Que cette affreuse maladie,
Qui sourdement minait le corps,
Par le plus horrible incendie
Tout-à-coup se montre au-dehors.
Ainsi la plus faible étincelle
Qu'un corps combustible récèle,

Serpente et mine sourdement;
Quand la flamme aux cieux élancée,
Plus rapide que la pensée,
Brille et consume un monument.
D'abord aux sources de la vie,
De Vénus la nocturne envie
Fait éprouver une cuisson;
La verge alors envenimée,
A travers l'urètre enflammée,
Distille un jaune et vert poison;
Les deux aînes soudain grossissent,
Sous le doigt par degrés durcissent,
Et ces deux bubons ou poulins
S'ouvrent en ulcères malins.
Si l'art bientôt ne remédie
A cette prompte maladie,
Ses progrès vont toujours croissant;
Et contre ses affreux ravages,
Chez les peuples les plus sauvages,
L'art d'Apollon fut impuissant.

Je frémis à la seule idée
Des tableaux que je vais tracer ;
Par leur esquisse intimidée,
Ma muse hésite à commencer.
Dieu puissant de la médecine,
Et vous aussi, docte Lucine,
A qui j'ai consacré mes chants,
Soutenez mon faible courage,
Daignez protéger mon ouvrage
Contre les efforts des méchants.

Du mal de Vénus, quand Mercure
Aux mortels indiqua la cure,
Ceux que sa rage avait atteints,
Eprouvaient presqu'à l'instant même
Un engourdissement extrême.
Le front livide et l'œil éteint,
Des dieux implorant l'assistance
Sans en obtenir du secours,
Ils traînaient leur faible existence
Et les accusaient d'être sourds.

Cependant ce fléau terrible
Se développant par degrés,
Faisait d'insensibles progrès,
Lorsqu'une explosion horrible,
A travers les pores du corps,
Le faisait jaillir au-dehors.
Les pieds, les mains, le tronc, la face,
Du corps la hideuse surface
Etait couverte de rubis,
Gorgés d'une liqueur muqueuse,
Qui bientôt devenait visqueuse
Et dégouttait sur leurs habits.
On voyait souvent des malades
Couverts de fraises, de ragades,
A la nature abandonnés,
Sans yeux, sans oreilles, sans nez,
N'offrir de l'humaine structure
Que quelques membres décharnés;
Une bouche dont l'ouverture
Ne rendait que de frêles sons

Au milieu des exhalaisons
De la fosse la plus impure.
Souvent de leur corps empesté,
Jaillissait une humeur épaisse
Qui, de consistance de graisse,
Durcissait en callosité.
  Telle on voit de l'écorce humide
De quelques arbres résineux,
Découler une humeur limpide
Qui se transforme en suc gommeux.
  Une victime infortunée
De ce mal dépopulateur,
Tantôt regrète d'être née;
Et tantôt de sa destinée,
De ses jours accuse l'auteur.
  Un autre, au printemps de son âge,
De son teint voit faner la fleur;
Il analyse avec douleur
Les traits hideux de son visage;
Mais pour comble affreux de malheur,

De sa voix n'ayant plus l'usage,
Il fait mille imprécations,
Et de ses funestes désastres,
S'en prend aux dieux, s'en prend aux astres,
Aveuglé par ses passions.
  Ami constant de l'infortune,
Le sommeil ne l'est plus pour lui,
Loin de sa demeure il a fui;
La nuit trop lente l'importune,
Et vient accroître son ennui;
Autour de lui, quand tout sommeille,
Pour souffrir le malheureux veille,
Et le dieu même du repos
Lui refuse ses doux pavots.
L'aspect de la naissante aurore,
Le lever de l'astre du jour,
Dont le char de ses feux redore
L'humble sommet de son séjour;
Le beau tapis vert des campagnes
Que borde un cercle de montagnes,

La plus riante des saisons,
Les troupeaux loin des bergeries
Bondissant au sein des prairies,
Les ruisseaux bordés de gazons,
De la plaintive Philomèle
Les doux accents, les tendres sons;
Ses mélodieuses chansons,
En voyant roucouler près d'elle
Deux tourtereaux, couple fidèle
Qui toujours sera le modèle
Des amants, des époux heureux,
Lassent son oreille et ses yeux;
Pour lui la nature éclipsée
Dans l'intervalle des douleurs,
Ne vient offrir à sa pensée
Que le tableau de ses malheurs.

Au sein de l'antique Ausonie
Autrefois vivait un chasseur,
Sur qui la savante Uranie
Plaça l'étoile du bonheur;

Vingt ans composaient son jeune âge;
Son naturel, plein de douceur,
L'avait rendu du voisinage
A-la-fois l'amour et l'honneur.
Les dieux avaient sur son visage
Peint tous les traits de la beauté;
Né sans orgueil et sans fierté,
Son port, son air, son doux langage,
Sous les traits de l'humanité
Retraçaient une déité,
Dont il semblait être l'image.
En proie à d'innocents désirs,
Sa noble et bouillante jeunesse
Ne connaissait d'autres plaisirs,
Que de guider avec adresse
Deux coursiers attelés au char,
Ou de surpasser en vitesse
Le sanglier que la meute presse,
Afin de le percer d'un dard.

Aimables nymphes des campagnes,

Il était l'objet de vos vœux,
Vous le suiviez sur les montagnes,
Vous brûliez d'être ses compagnes;
Mais sourd à vos tendres aveux,
De l'hymen il fuyait les nœuds.
  Pleurez, pleurez, jeunes dryades,
Pleurez; la cruelle Cypris
L'a mis au rang de ses malades,
Pour se venger de ses mépris.
Dryades, écoutez l'histoire
Du jeune et charmant Adonis.
Je vais transmettre à la mémoire
Les effets de la syphilis.
  Loin des beaux champs de l'Italie,
Pour pleurer à loisir Psyché,
Dans les bois touffus d'Idalie
Un jour l'Amour s'était caché.
  Là, seul, sans carquois et sans armes,
Sur son urne à demi penché,
Que ses yeux arrosaient de larmes,

Cupidon appelait Psyché.
Vénus l'entend. Contre ta mère,
Auteur de ta tristesse amère,
Mon cher fils, ne sois point fâché;
Long-temps en vain je t'ai cherché,
Pour implorer ton indulgence.
Tu me refuses un baiser?
Puisque rien ne peut t'appaiser,
Exerce sur moi ta vengeance.
Mais pour obtenir son pardon,
Vénus, usant d'un peu d'adresse,
Sur ses genoux prend Cupidon,
Lui fait caresse sur caresse,
Et dans un heureux abandon,
Au sein de la plus douce ivresse,
D'un écrin elle lui fait don.
Mais tandis que Vénus le presse
Pour lui témoigner sa tendresse,
Le traître, jusqu'au fond du cœur,
Plonge à sa mère un trait vainqueur;

Le seul qui pouvait la soumettre
Au pouvoir de son propre fils,
L'Amour, qui lui parlant en maître,
Lui dit : Brûlez pour Adonis.
Adonis dédaigne vos charmes;
Le don de ce funeste écrin
Contre vous m'a donné des armes
Et me rend votre souverain.
La passion qui vous tourmente
A déjà vengé mon amante,
Vous êtes soumise à mes lois;
Cherchez Adonis dans les bois.
Il dit, et part. A l'instant même
Vénus soupire et Vénus aime;
Vénus d'Adonis suit les pas,
D'Adonis qui ne l'aime pas,
Qui va la fuir. Ah! quelle honte
Pour cette reine d'Amathonte,
D'être l'esclave d'un chasseur!
Son froid accueil l'a désolée;

Mais sa beauté, mais sa douceur,
Qui le croirait? l'ont consolée.
Adonis fuit.... Jeune étranger,
Lui dit la reine de Cythère,
Si ces bois ont quelque danger,
Ne m'en faites point un mystère;
Veuillez me montrer le chemin
Qui conduit de Paphos à Gnide;
Si vous daignez être mon guide,
J'arriverai, je crois, demain.
Adonis garde le silence,
Ne sait que répondre, balance,
Et cependant lui tend la main.
Vénus la saisit, et soudain,
D'un seul regard qu'elle lui lance,
Adonis a paru surpris.
Pardonnez, dit-il à Cypris,
Une demande peu discrète:
Qui cherchez-vous en ce séjour,
Si tard, seule, au déclin du jour,

Loin de toute humaine retraite?
— L'Amour. — Le plus puissant des dieux
Ne se plut jamais en dès lieux
Et si déserts et si sauvages.
— L'Amour habite ces rivages,
Sous l'habit d'un jeune chasseur;
Il a votre air, votre douceur.
Oui, je le vois, c'est bien lui-même,
C'est toi, cher Adonis, que j'aime,
Qu'en ces bois je venais chercher,
Qu'à ces bois je veux arracher.
— Que dites-vous? Est-ce un prestige?
— C'est toi que j'adore, te dis-je;
A tes pieds reconnais Cypris
Qui de l'amour t'offre le prix;
C'est pour toi que je suis venue.
A ces mots, du sein de la nue,
De deux colombes attelé,
Paraît son char léger que guide
L'aimable fils de Sémélé,

Qui conduit nos amants à Gnide.
La Vénus et son Adonis,
Par tous les plaisirs sont unis.
Qu'ils sont vifs, mais qu'ils sont rapides
Les plaisirs de la Volupté!
Et qu'ils devièneut insipides,
Quand ils altèrent la santé!
Dans nos jardins, à peine éclose,
Comme un seul jour fane la rose
Et du lis ternit la blancheur,
Sur une bouche à demi close
Où du mal il puisa la cause,
Un seul jour du jeune chasseur
Ternit l'éclat et la fraîcheur.
Déjà la syphilis funeste
Brûle Adonis et le punit.
L'affreux poison se manifeste
Au doux lien qui les unit;
Priape en pleure de dépit,
Vénus soupire, Amour sourit;

L'amant sans vigueur et sans force,
Etendu sur un lit de fleurs,
Couvert d'une hideuse écorce,
Exhale en ces mots ses douleurs :
  Cruelle et trop sensible amante,
Du mal affreux qui me tourmente
Et dont tu ressens la moitié,
Les dieux n'auront-ils point pitié?
A chaque instant mon mal augmente.
  Vénus, pour soulager ses maux,
En pleurant, lui parle en ces mots:
Je connais la déesse Hygie,
Dont l'art en tous lieux est vanté;
J'irai la trouver en Phrygie,
Elle te rendra la santé.
  Vénus pleurait. Les douces larmes
Que pour nous répand la beauté,
Au sein des plus vives alarmes,
Pour la douleur même a des charmes.
  Cependant, pour punir Cypris

De ses refus, de ses mépris
Pour le dieu de la médecine
Et de sa science divine,
Apollon accable Adonis
De tous les effets réunis
De la peste syphilitique.
Ce mal ou virus spécifique
D'abord affecte ses deux yeux,
Ses yeux, double miroir de l'âme,
D'où le plus à craindre des dieux
Lançait jadis des traits de flamme,
Ses yeux éteints et chassieux,
A demi clos et sans paupière,
Sont irrités par la lumière
Et craignent la clarté des cieux.
Son front serein, majestueux,
Qui de la beauté fut le trône,
Est ceint d'une triple couronne
De perles d'un suc onctueux.
Sa chevelure en flots, dorée,

Des doux zéphyrs heureux séjour,
Dans ses racines dévorée
Tombe et disparaît chaque jour.
 Ainsi le terrible Borée,
Quand l'Hiver se rend à ses vœux,
A la forêt déshonorée
Détache et brûle les cheveux.
 Son nez, jadis de bon augure,
Sans lequel il n'est point d'attraits,
Se détache de sa figure
Et déshonore tous ses traits.
Sa bouche, autrefois si vermeille,
Où siégeaient la rose et le lis,
Entrouverte quand il sommeille,
Exhale au loin la syphilis,
Qui, des deux glandes amygdales
Parçourant les affreux dédales,
Ronge l'organe de la voix.
Sa voix, et si tendre et si douce,
Qui, passant de l'oreille au cœur,

Y déposait un trait vainqueur,
Sa voix effrayante repousse,
Ou décèle au praticien
L'excès du mal vénérien,
Et ses dangers pour sa victime.
Il existe un rapport intime
Dans les deux sexes à-la-fois,
Entre l'organe de la voix
Et cette source révérée
Que Moïse appela sacrée,
Et dont la noble fonction
Est d'accroître l'espèce humaine;
De l'Hymen auguste domaine,
Champ de la Génération,
Qui, profané par la débauche,
Et foyer de corruption,
A la bouche de proche en proche
Communique son action
Et transmet son affection.

Tel était l'état déplorable

Du trop malheureux Adonis,
Lorsque la Parque inexorable
Des enfers entendit ses cris.
Elle arrive; elle trouve Hygie,
Qui des montagnes de Phrygie
Volait à la voix de Cypris.
C'en est fait, lui dit la déesse,
Vous avez imploré trop tard
Les faibles secours de mon art.
J'aurais affranchi sa jeunesse
Des dangers de la volupté,
En le guidant avec sagesse
Dans le chemin de la santé;
Mais dans cet état déplorable,
Sa maladie est incurable:
Chiron même aux coups du trépas,
Chiron ne le ravirait pas.
Si vous le chérissez encore,
Vénus, souffrez que Lachésis
Au mal affreux qui le dévore

Pour jamais arrache Adonis.
A ces mots la Parque inhumaine
Qui de nos jours tient les fuseaux,
Saisit ses terribles ciseaux,
Affranchit Vénus de sa chaîne,
Et d'Adonis finit les maux.
　Cependant par la Renommée,
De la mort du bel Adonis
La nouvelle au loin est semée.
Sylvains et Faunes réunis
Aux Dryades, Hamadriades,
Aux Néréides, aux Naïades,
Dieux et déesses des forêts,
Des eaux, des vergers et des prés,
Des bocages et des campagnes,
Les Oréades des montagnes
Dont Adonis fut le vainqueur,
Unissent leur voix et leur cœur,
Pour gémir et chanter en chœur
L'hymne attendrissante et funèbre

D'un chasseur à jamais célèbre.
La nymphe Echo de leurs chansons
Répète les lugubres sons,
Que d'un ton pathétique entonne
La chaste fille de Latone,
Quoique amante d'Endymion,
Qui ne commit point la bévue
De se contenter de sa vue,
Comme fit le sot Actéon,
Qui, cerf léger, panache en tête,
Par excès de timidité,
S'enfuit encor comme une bête
Devant les pas de la beauté.
    La chaste et sensible Diane,
D'un amour impur et profane
N'accuse en secret que Cypris,
Et pleure le bel Adonis.
    « Reine de Paphos, lui dit-elle,
» Rendez la dépouille mortelle
» D'un chasseur tendrement chéri,

» A la terre qui l'a nourri.
» Les bois, les vergers, les fontaines,
» Les champs, les montagnes, les plaines,
» La redemandent à grands cris;
» Rendez-nous le cher Adonis.
» Vénus, ne portez point envie
» A leur triste et malheureux sort:
» Dans vos bras il perdit la vie,
» Rendez le leur après sa mort. »
Pour vous je fais ce grand effort,
Répond la reine de Cythère.
O d'Apollon aimable sœur!
Pourquoi votre coupable frère
M'a-t il refusé la douceur
De lui prêter son ministère?
Malgré votre sagesse austère,
J'ose l'accuser de noirceur:
Apollon est le seul auteur
De sa perte et de mon malheur.
Ce reproche sanglant m'étonne,

Répond la fille de Latone.
Qui mieux que vous devrait savoir
Que de cette lèpre fatale
Une guérison radicale
Des dieux excède le pouvoir?
L'heureux fils de Maïa, Mercure,
Seul de ce mal connaît la cure;
Encor ses effets sont-ils tels,
Qu'il ne peut guérir les mortels.
  Adonis fut cher à mon père,
Et déjà près du Sagittaire
Adonis est au rang des dieux.
Cher amant, reçois mes adieux.
  Au sein d'une forêt antique,
Les bergers, les chasseurs en deuil,
D'Adonis placent le cercueil,
Et l'on entonne ce cantique:

DIANE.

Fuyez l'Amour, fuyez Cypris,
De leurs faveurs voyez le prix.

LE CHOEUR.

Fuyons l'Amour, fuyons Cypris,
De leurs faveurs voilà le prix.

UNE NYMPHE.

Adonis aimait la déesse
Et des bergers et des chasseurs;
Il l'imitait, et sa sagesse
Lui procurait mille douceurs.

LE CHOEUR.

Fuyons, etc.

UNE NAPÉE.

Toujours dans nos danses légères,
Sa gaîté charmait notre ennui;
Jamais les plus chastes bergères
N'eurent à se plaindre de lui.

LE CHOEUR.

Fuyons, etc.

UNE ORÉADE.

Quand il chassait sur nos montagnes
Ou la biche ou le cerf léger,

Jamais ni moi ni mes compagnes
Ne courûmes aucun danger.

LE CHOEUR.

Fuyons, etc.

UNE DRYADE.

Un jour, en jouant dans la plaine,
L'une de nous fit un faux pas.
Adonis courut hors d'haleine;
Que lui dit-il? Je ne sais pas.

LE CHOEUR.

Fuyons, etc.

UNE AUTRE DRYADE.

Oui, c'est moi qui fis cette chute;
A l'oreille il me dit tout bas:
Vous rougissez? Cette culbute
A mes yeux double vos appas.

LE CHOEUR.

Fuyons, etc.

UNE HAMADRYADE.

Adonis, chasseur intrépide,

Un jour poursuivait un sanglier;
La bête, en sa course rapide,
Me renversa sous un peuplier.

LE CHOEUR.

Fuyons, etc.

UNE AUTRE HAMADRYADE.

Tu fus long temps sans connaissance
Dans les bras du jeune Adonis;
Mais que peut craindre l'innocence
De deux cœurs tendrement unis?

LE CHOEUR.

Fuyons, etc.

UNE NAÏADE.

Dans le cristal d'une fontaine
Adonis se mirait un jour.
Qu'il était beau! mais incertaine,
Je le pris long-temps pour l'Amour.

LE CHOEUR.

Fuyons, etc.

UNE AUTRE NAÏADE.

Mais il vous dit: Nymphe jolie,

Pour vous que ne suis-je l'Amour !
Restez, ou je fais la folie
D'entrer dans l'humide séjour.

LE CHOEUR.

Fuyons, etc.

UN FAUNE.

D'Adonis Vénus fut l'amante,
Sur eux l'Amour lança ses traits;
Le chasseur la trouva charmante,
Il fut séduit par ses attraits.

LE CHOEUR.

Fuyons, etc.

UN SYLVAIN.

Dans les bois je les vis ensemble:
Vénus poursuivait Adonis;
L'Amour l'arrête, il les rassemble;
Voilà comme ils se sont unis.

LE CHOEUR.

Fuyons, etc.

UN SATYRE.

Vénus couronna sa tendresse;

Je les vis, et j'en fus jaloux.
S'il était mort dans son ivresse,
Son trépas eût été trop doux.

LES CHASSEURS.

Fuyons l'Amour, fuyons Cypris,
De leurs faveurs voilà le prix.
Si Vénus dans ces bois s'égare,
Sur elle nos traits réunis
Tomberont, sans lui crier *garc*,
Pour venger la mort d'Adonis.

DIANE.

Faunes, sylvains, séchez vos larmes.
Adonis aura des autels;
Ce chasseur, pour vous plein de charmes,
Est au séjour des immortels.

Cependant des pleurs de Diane,
Soudain, au tombeau d'Adonis,
Naquit la plante valaisane,
Qui guérit de la syphilis.

CHANT III.

Quand de la demeure olympique
Les habitants, nés libertins,
De la peste syphilitique
Se virent amplement atteints,
Ils consultèrent le centaure,
Le fameux et docte Chiron,
Puis l'illustre dieu d'Epidaure,
Enfin le divin Apollon.
Mais aucun d'eux, à cette époque,
Parmi les remèdes connus,
N'en vit qui ne fût équivoque
Pour guérir le mal de Vénus.
   L'Olympe était à son aurore;
Et l'univers, plus jeune encore,
A peine sortait du chaos;
Les docteurs n'étaient point éclos;
Sans purgatifs, sans apozèmes,
Les mortels se traitaient eux-mêmes:

Mais tous les dieux ne purent rien
Contre le mal vénérien.

Cependant le dieu du commerce,
De l'éloquence et des filous,
Dans ces trois métiers qu'il exerce,
S'enrichit aux dépens de tous.
Des géants la coupable race
Venait d'escalader les cieux,
Et leur épouvantable audace
Du ciel avait chassé les dieux.

Je vous promets, sur ma parole,
De vous guérir de la vérole,
Leur dit l'heureux fils de Maïa;
Mais en payant. Chacun paya.
Or, voici le vrai spécifique
Que le dieu marchand employa
Contre le mal syphilitique.

Non loin du golfe Adriatique,
Où les dieux, en lâches poltrons,
S'étaient cachés dans les oignons,

Tandis que les fils de la terre
Mettaient Ossa sur Pélion,
Et que Bacchus, comme un lion,
Secondait le dieu du tonnerre,
Qui lui criait à haute voix:
Mon fils, donne-leur sur les doigts;
Au sein d'une forêt antique
Est un antre obscur et profond,
Dont nul mortel ne vit le fond:
C'est là que l'Avarice infâme
Et l'Usure qui nous affame,
Ont fixé leur affreux séjour;
Là, jamais de l'astre du jour,
Du haut de la céleste voûte
Parcourant son immense route,
Nul rayon ne put pénétrer;
L'air le plus pur n'y peut entrer;
Le souffle infect qu'on y respire
Y vient du ténébreux empire
De Proserpine et de Pluton,

Et des rives de l'Achéron.
C'était là que nos deux Mégères,
Aux doigts de fer, aux mains d'étaux,
Séparaient l'or, roi des métaux,
De ses fécules étrangères,
Et l'étendaient sous leurs marteaux,
Puis avec de longues tenailles,
De la terre ouvrant les entrailles,
Elles en arrachaient l'argent,
Des plus grands forfaits digne agent.
Un jour que le dieu du commerce,
Messager complaisant des dieux,
Vint pour affaires en ces lieux,
L'une des Mégères, Laërce,
Portant une lampe d'airain,
Le guide au fond du souterrain,
Où, de tous les points de la voûte,
Il voit découler goutte à goutte
Un métal vif, noir, onctueux,
Dont le prompt amas est la source

D'un grand fleuve qui, dans sa course,
Roule des flots majestueux.
Etonné de ce phénomène,
Le long du fleuve il se promène;
Sur lui la vapeur de ces eaux
Produit un effet salutaire:
Notez que ce dieu du mystère
Etait vérolé jusqu'aux os;
Trois fois dans le fleuve il se plonge,
Et l'affreux virus qui le ronge
Est neutralisé par les flots.
Au fleuve il adresse ces mots:
Fleuve divin, fleuve modeste,
Sors de ton lit, fleuve chéri,
Qui sans intérêt m'as guéri,
A la honte de l'ignorance
Qui se vante et ne guérit pas,
Et dont la cupide arrogance
Au poids de l'or vend le trépas.
Du sein de sa grotte profonde,

Du dieu le Fleuve entend la voix,
Il lève sa tête hors de l'onde,
Presse ses cheveux de ses doigts:
Est-ce vous, dit-il, que je vois,
Fils de Maïa? — Je suis Mercure,
Qu'un heureux hasard a conduit
Au fond de cette grotte obscure,
D'un grand fleuve indigne réduit,
Dont l'onde en un instant procure
La plus inconcevable cure
Du mal que tous les dieux ont pris
Par leur commerce avec Cypris.
D'un tel secret la connaissance
Mérite ma reconnaissance;
Voici quel en sera le prix:
La nymphe anti-syphilitique,
A qui je dois ma guérison,
Désormais portera mon nom,
Et par un privilége unique,
Souveraine de tous les arts,

Saturne, Jupiter et Mars
S'uniront sans cesse avec elle;
Elle rendra Vénus plus belle,
Les dieux lui devront la santé.
  A ces mots, le Fleuve enchanté,
A la nymphe mercurielle
Vole apporter cette nouvelle,
Pour rendre hommage à sa beauté.
Le dieu marchand, de son côté,
Vole aux dieux, vendre avec franchise
Son secret et sa marchandise,
Après le leur avoir vanté
Comme vendeurs de spécifiques,
De robs anti-syphilitiques.
  Guéris du soir au lendemain,
Et contents du syphilicure,
Les dieux donnèrent à Mercure
La bourse qu'il tient à la main.
  D'abord de Vénus aux Naïades
Il faut confier les malades;

Ces nymphes dilatent dans l'eau
Les pores ou trous de la peau,
Par lesquels entre et s'insinue,
A la faveur du frottement,
Le merveilleux médicament
Dont la recette est si connue.

Durant le cours du traitement
De cette affreuse maladie,
Tout médecin sage étudie
La force du tempérament
Du malade syphilitique,
Thermomètre de sa pratique
Qui, tantôt bas et tantôt haut,
A tout observateur indique
Le degré de froid et de chaud.
Le régime est indispensable
Pour obtenir la guérison;
L'art doit toujours régler la table
Suivant les mets de la saison.
Il faut en bannir le poisson,

Quoiqu'il soit un mets délectable ;
Poisson de mer et des étangs,
Surtout le saumon, les harengs,
Dont la chair pesante et fibreuse,
Ainsi que le poisson de lac,
Peut devenir très-dangereuse
Pour un trop débile estomac ;
La truite seule est bien légère,
Et tout malade la digère ;
Après la truite, les goujons,
Les merlans, perches et dorades,
Pour les vénériens malades
Sont les plus légers des poissons ;
Les anguilles sont des poisons ;
Les oiseaux qu'on nomme aquatiques,
Sont mauvais aux syphilitiques ;
La chair de canard ne vaut rien :
Pour l'estomac sain, indigeste,
Cet aliment est très-funeste
Au malade vénérien ;

L'oiseau sacré du Capitole
Est interdit à la vérole ;
Les cailles grasses, les jambons,
Le lard, le porc, ne sont pas bons ;
Les légumes crûs, les salades,
Aliments d'ailleurs assez fades,
Les artichauts et les radis,
A Cythère sont interdits ;
On y défend même l'usage
Des acides et du laitage.
  Un peu de Beaune, un peu de Nuits,
Charment les jours, calment les nuits.
Cité si chère à ma mémoire,
O Nuits ! quand pourrai-jè aller boire
De ton nectar délicieux,
Et voir le dépôt précieux
Que ma tendresse te confie ?
Ah ! malgré ma philosophie,
Que mon âme éprouve d'ennuis,
Loin de tes murs, aimable Nuits !

Mais, ô surprise inattendue!
Ma vieillesse aura deux appuis :
Ma fille à mes vœux est rendue.
Pour moi je la croyais perdue,
Quand sa consolante amitié
De mon destin a pris pitié.
Les meilleurs vins, sans les Naïades,
Seraient funestes aux malades ;
Le vin de Corse est trop fumeux,
Il pétille et porte à la tête
Quand on en boit un verre ou deux.
Ile célèbre dans l'histoire,
Un tyran d'horrible mémoire
A rendu tes coteaux fameux.
Si le malade est pléthorique,
Jeune, sanguin et vigoureux,
On ouvrira la basilique
En automne ou dans le printemps,
Mais on doit purger en tout temps
Un malade syphilitique.

Les délayants résolutifs
Disposent aux doux purgatifs;
Les résineux aromatiques
Pris à propos et par degrés,
Conviènent aux syphilitiques
Quand le mal fait de grands progrès.
Tels sont la résine de cèdre,
La myrrhe, la noix de cyprès,
La serpentaire et la chamèdre,
Et les bois amers d'aloès.
Dans le jardin des Hespérides,
Où le père des Atlantides
Vint pour cueillir les pommes d'or,
Le citronnier fleurit encor;
Honneur des bois de la Médie,
Cet arbre si cher à Cypris,
Et qui guérit sa maladie,
A des vertus qui sont sans prix;
Cet arbre pour elle a des charmes;
Depuis la mort de son amant,

Il croît arrosé de ses larmes,
Et produit un effet charmant,
Employé pour médicament.
De la docte et prudente Hygie
Implorez les divins secours,
De cette affreuse maladie
Sa sagesse abrège le cours.
Cérès, Bacchus, Vénus, Pomone,
Hiver, Été, Printemps, Automne,
Ont été soumis à ses lois;
Morphée adore son empire;
Pour l'air que le malade inspire,
Elle a sa balance et son poids.
Souvent la douleur la plus vive,
Le soir au coucher du soleil,
Saisit le malade et le prive
Des douces faveurs du sommeil.
Pour calmer ce fâcheux symptôme,
Avec l'aunée, avec l'amome,
Le safran et l'huile d'aspic,

La graisse d'oie et le mastic,
Le narcisse, le miel, la lie
D'huile d'olive, qu'on allie
Au mucilage épais du lin,
On compose un large topique
Qui sur tous les membres s'applique.
Mais si quelque ulcère malin
Ronge la bouche ou l'œsophage,
Je conseille de faire usage,
Contre ce virus corrosif
Qui mettrait le feu dans la gorge,
D'un gargarisme détersif
Que l'on compose avec eau d'orge,
Miel rosat, nitre et vert-de-gris;
C'est ainsi que je le guéris.
    Les ulcères syphilitiques
Que l'œil aperçoit au-dehors,
Rongeant la surface du corps,
Sont détruits par les sucs caustiques
De tithymale et de figuier;

L'art quelquefois sait employer
Le vitriol et la chaux vive;
La chélidoine est très-active,
A-la-fois, et dessiccative.
Souvent les fumigations
De minium et de cinabre,
De storax, gomme de Calabre,
L'encens, chez quelques nations,
Contre ce virus délétère
Ont un effet très-salutaire;
Mais leur corrosive action
Gêne la respiration,
Et l'on ne doit en faire usage
Qu'en enveloppant tout le corps
D'un drap, excepté le visage,
Qu'on laisse à nu seul au-dehors.
Des quatre bois sudorifiques,
Trois jadis étaient inconnus,
Et l'on manquait de spécifiques
En végétaux, contre Vénus.

Le plus anti-syphilitique
Vint du rivage américain :
Le gaïac est le spécifique
De tous les peuples d'Amérique,
Et de ceux qui, sous le tropique,
Vivent au rivage africain.

De Fracastor Muse divine,
Dis-moi la céleste origine
De cet arbuste précieux.
De tes accents écho fidèle,
Ma Muse, à suivre son modèle,
Borne son vol ambitieux.

Sur la mer qui joint les deux mondes,
Où l'amant heureux de Thétys
Vient dans ses bras, au sein des ondes,
Ranimer ses feux amortis,
Colomb jadis trouva cette île
En or, en argent si fertile,
Et dont le sol produit encor
Un végétal plus cher que l'or

A l'Indien qui le possède;
C'est le gaïac, divin remède
Contre le mal vénérien,
Et qu'y trouva l'Ibérien,
Quand, guidé par la cour de Rome,
Le signe du salut en main,
Il vint, au nom d'un dieu fait homme,
Se baigner dans le sang humain.
Fiers Espagnols, de vos ancêtres
Vous expiez les noirs forfaits.
Où sont vos rois, où sont vos prêtres?
Ils sont tombés, et vos hauts faits
N'en imposent plus à la terre.
Tremblez, le maître du tonnerre
Arma contre vous les Français;
Les rois Incas sont satisfaits.
Que la paix succède à la guerre!
Jouissons tous de ses bienfaits.
C'est au sein de l'île espagnole
Que le gaïac, par ses vertus,

Chez les Indiens abattus,
Triomphe seul de la vérole.
  Quel est donc le dieu bienfaisant
Qui leur a fait ce doux présent?
Fracastor va vous en instruire,
Ma Muse en vers va le traduire.
  Un jeune berger, Syphilus,
Menait dans les gras pâturages
Qui du fleuve ornaient les rivages,
Les grands troupeaux d'Alcinoüs.
Alcinoüs de ces contrées,
Par l'ardent Cancer dévorées,
Etait l'aimable souverain;
Son sceptre n'était pas d'airain,
La bienfaisance était la marque
Qui distinguait ce bon monarque,
Plus encor que l'autorité.
Un jour, au solstice d'été,
Que la canicule brûlante
Dardait sa flamme dévorante

A travers les airs allumés,
Sur les bois, les champs consumés,
Sans qu'aucun arbre dans la plaine
De son ardeur pût garantir,
Sans que la plus légère haleine
Des doux zéphirs se fît sentir,
Du poids d'une chaleur extrême
Syphilus accablé lui-même,
Et pleurant sur ses chers troupeaux,
Du jour fixant l'astre suprême,
Unique auteur de tant de maux,
Il ose parler en ces mots :
« En vain, insensés que nous sommes,
» Nous te nommons père des hommes,
» Et nous brûlons sur tes autels
» L'encens qu'on doit aux immortels;
» Soleil, à nos vœux si contraire,
» Tu n'es ni le dieu ni le père
» De tant d'infortunés bergers
» Exposés à mille dangers.

» Par ses faveurs, par ses largesses,
» Un dieu toujours se fait sentir;
» Mais toi, jaloux de nos richesses,
» Tu voudrais nous anéantir.
» Je fais paître mille génisses,
» Plus de mille brebis nourrices
» D'une éblouissante blancheur;
» Et toi, du ciel petit pasteur,
» Si j'en croyais la renommée,
» Un chien, un bélier, un taureau,
» Composent seuls ton grand troupeau,
» Qu'on prend de loin pour une armée.
» Insensé que je suis! pourquoi
» Ne rendrais-je pas à mon roi
» Les honneurs d'un culte suprême?
» N'est-il pas plus dieu que toi-même,
» Lui qui tient nos champs sous sa loi,
» Qui fait régner la bonne foi?
» Lui qui, sans foudre et sans tonnerre,
» Commande et sur mer et sur terre?

» Apollon est-il plus puissant?
» Apollon est inexorable.
» A ses sujets plus favorable,
» Mon roi préviendra leurs désirs;
» Il fera souffler les zéphirs;
» Aux arbres touffus du bocage
» Il dira : Que votre feuillage
» Donne aux bergers, donne aux troupeaux,
» La fraîcheur, l'ombre et le repos. »
Il dit, et ce berger impie,
Lui vouant un culte odieux,
Met, dans un accès de folie,
Alcinoüs au rang des dieux.
Chacun imite son exemple.
Le bois voisin devient un temple,
Et sur un autel de gazon
Le feu pétille, l'encens fume,
Et le brasier soudain consume
Une brebis et sa toison.
Le monarque était sur son trône,

De tous ses sujets entouré;
Fier d'un tel honneur, il ordonne
Qu'aucun dieu ne soit adoré.
« Des dieux, dit-il, je suis l'image;
» Bienfaiteur de tous les mortels,
» Plus qu'eux j'ai droit à leur hommage,
» Ainsi qu'eux je veux des autels. »
Du haut de son char de lumière,
Des cieux parcourant la carrière,
Le Soleil entend ce discours;
Il s'en offense, il s'en indigne;
Sans en intervertir le cours,
Il donne aux rayons de son signe
L'influence la plus maligne:
Sa chaleur a tout infecté;
Un grand fléau se manifeste,
Et Syphilus de cette peste
Le premier se sent affecté;
Il perd le repos, la santé.
Bientôt le mal se communique,

Prend le nom de syphilitique,
De Syphilus, qui l'a gagné;
L'air au loin en est imprégné;
Hameaux et bourgs, villes, villages,
Tour-à-tour sentent ses ravages,
Et le roi n'est point épargné.
On va consulter Américe
Dans la forêt de Carthésis;
Cette prêtresse ou pythonisse
Est cousine de Lachésis;
Des dieux redoutable interprète,
Elle habite un antre profond;
Long-temps au fond de sa retraite
Elle s'agite, et puis répond:
« Le Soleil venge sa puissance,
» Qui fut l'objet de vos mépris,
» Et par sa maligne influence
» Vous frappe du mal de Cypris.
» Cette peste est irrévocable;
» Transmise à vos derniers neveux,

» Elle va devenir pour eux
» Un fléau terrible, incurable,
» Si votre monarque coupable
» Au Soleil n'adresse ses vœux.
» Sur ses autels, à son image,
» En l'honneur du dieu courroucé,
» Rendez un éclatant hommage;
» Il ne sera point repoussé;
» A ses yeux vous obtiendrez grace;
» Et contre un mal contagieux
» Il fera croître, sous vos yeux,
» Un remède très-efficace. »
A peine la nymphe a parlé,
Qu'au loin, du fond de sa retraite,
Se répand une horreur secrète;
Tout le bois saint est ébranlé.
Les ordres de la pythonisse
A l'instant sont exécutés:
Trois taureaux gras, une génisse,
En pompe à l'autel apportés,

Sont destinés au sacrifice;
Le prêtre s'en est emparé,
Et sur le front des trois victimes
Tenant le glaive préparé :
« Soleil, dit-il, qui nous animes,
» D'un peuple à tes pieds prosterné,
» Entends la voix, sèche les larmes,
» D'un mot dissipe ses alarmes;
» Victime d'un fléau fatal,
» Il te demande un végétal
» Qui le soulage et le guérisse. »
Il dit, et frappe la génisse:
Les taureaux tombent sous ses coups,
Et soudain des flancs de la terre,
Au bruit redoublé du tonnerre,
Sort le gaïac aux yeux de tous.
De cet arbuste salutaire
Chacun détache des rameaux,
Et de leurs feuilles court extraire
Un suc propre à guérir ses maux.

C'en est assez. Laissons la fable,
Source d'heureuses fictions;
Sachons mêler à l'agréable
D'utiles observations,
Fruits lents d'une longue pratique.
Or, voici ce que j'en appris.
Le mercure est un spécifique
Contre le fléau de Vénus;
De tous les remèdes connus,
C'est le meilleur. Mais en pratique,
Il serait funeste et mortel
Si l'art voulait l'employer tel
Qu'il est sous forme métallique;
Seul, pur, contre un mal odieux
Il ne peut convenir qu'aux dieux,
Et ne peut être utile aux hommes,
Surtout dans le siècle où nous sommes,
Qu'en prenant la précaution
De l'éteindre avec de la graisse,
Pour l'employer en friction

Avec prudence, avec sagesse,
De peur que sa prompte action
Ne tourne en salivation.

Administré seul, le mercure
Est insuffisant pour la cure;
Souvent il devient dangereux,
Et son long usage procure
Les accidents les plus affreux.

Un conseiller-d'état à vie,
Chimiste heureux, mais sans génie,
Dont le nom me glace d'effroi,
Quoiqu'il soit très-défunt, F......,
Cite un exemple mémorable
Qui prouve combien fut fatal,
Pour un artiste misérable,
L'effet de ce demi-métal.

Le mercure se décompose
En un sel âcre et corrosif;
Après cette métamorphose,
Son effet devient plus actif.

Huit grains dans un sudorifique
De muriate oxigéné,
Sirop, coriandre et séné,
Tel fut l'anti-syphilitique
De nos plus fameux charlatans,
Dans tous les lieux, dans tous les temps;
Telle est la base des ptisanes,
Mot dérivé de petits-ânes,
Qui, par le plus honteux trafic,
Ont trompé, trompent le public,
En vendant vingt francs la bouteille,
Comme remède universel,
Dix sous de sucre, un sou de sel,
Et cinq sous de salsepareille.
Telle est la liqueur sans pareille,
(Mais soit dit tout bas à l'oreille,)
Le rob unique et si vanté,
Le *Rob anti-syphilitique*
Que vend la docte faculté
Qui chez l'*Infecteur* tient boutique,

Docteur *ad hoc* bien patenté.

Quand d'un mal on connaît la cause,
Le remède est bien peu de chose,
L'esprit le devine aisément;
L'art sans peine alors le compose
De génie à très-forte dose,
De pratique et de jugement,
Que jamais l'effet ne dément.

NOTES

DE LA VÉNUSALGIADE.

Ce lâche assassin d'un Bourbon (page 6). Le duc d'Enghien, fusillé dans les fossés de la Bastille.

Et nourrit le mépris des dieux (p. 6). Je ne suis en ceci que l'écho de Sénèque, dont voici le distique :

Lex prima ulcisci, secundaque vivere rapto,
Tertia mentiri, quarta negare deos.

(Vindicatif, brigand, menteur, athée.)

Laisse en paix les fils de Neptune (p. 7). Les Anglais, qui tiènent en ce moment le sceptre des mers.

Louis a remis son trident (p. 8). S. A. R. Mgr. le duc d'Angoulême vient d'être nommé grand-amiral.

De Louis-Seize auguste fille (p. 8). Madame la duchesse d'Angoulême n'a pas encore eu d'enfants.

Il nous faut un nouveau Fernel (p. 8). C'est par les sages conseils du docteur Fernel, que Médicis devint enceinte, après plusieurs années de stérilité.

La Vénusalgiade (p. 17). Ce mot est composé du nom propre *Vénus*, et de deux mots grecs, *αλγος*, maladie, et *αδω*, je chante : Chant ou Poème sur la maladie de Vénus.

De Vénus dit vénérien (p. 17). Puisque l'usage a consacré cet adjectif, je le conserverai au masculin, ne fût-ce que pour sa rime avec *rien*. La Vénusalgie désigne d'un seul mot la maladie de Vénus, beaucoup mieux que *maladie vénérienne ;* mais je ne pardonne pas à des praticiens qui ont écrit sur cette maladie, le titre de *Maladies vénériennes* ou *syphilitiques*. Il n'existe qu'une seule maladie de Vénus ou syphilis, et je trouve que c'en est assez; car cette reine de Cythère a une cour très-nombreuse d'effets ou symptômes, qu'il ne faut pas transformer en autant de maladies, pour donner plus d'importance à la seule maladie qu'on est en état de traiter.

Enfanta la syphilitique (p. 17). Adjectif dérivé de *syphilis*, nom que Fracastor a donné à la maladie de Vénus, parce que le berger Syphilus, dit ce poète aussi ingénieux qu'élégant, attira sur lui, par son impiété, la juste vengeance d'Apollon, qui, donnant à ses rayons une influence maligne, propagea la maladie de Vénus dans les Indes-Occidentales, où Christophe Colomb la trouva et la transporta en Europe, suivant l'opinion vulgaire. Un médecin anti-syphilitique, qui a eu la générosité de s'exiler de sa patrie pour apprendre aux médecins français à traiter les *maladies vénériennes* ou *syphilitiques*, auxquelles Astruc même, à son avis, n'entendait rien; un auteur moderne fait dériver le mot *syphilis* de συς, cochon, et de φιλια, amitié; *amitié*, *amour* de cochon, et conséquemment amour sale. On pourrait dire plaisamment de cette étymologie *impropre* que c'est proprement une cochonnerie indigne de Fracastor, qui savait que les amours des cochons ne sont pas plus sales que les amours des autres quadrupèdes; de Fracastor, dont le génie heureux et fécond a puisé le mot *syphilis* dans l'histoire philosophique d'un grand peuple. Le peuple juif était rongé par la *judham* on *jusam*, mot arabe synonyme de l'éléphantiasis, qui n'était autre chose que la Vénusalgie. Or ce peuple, ainsi que les Suisses, les Allemands, et presque tous les peuples du Nord, faisait pour ainsi dire sa nourriture ordinaire du cochon, dont la chair noire et fibreuse ne peut convenir qu'à l'estomac vigoureux des peuples du Nord. Moïse, dont le nom seul est un éloge; Moïse, sauvé des eaux par la fille de Pharaon, élevé dans toutes les sciences des Egyptiens, et devenu, grâce à la tendresse de son auguste bienfaitrice, le grand législateur des Hébreux; Moïse sentit la nécessité d'interdire à la nation dont il était le digne chef, l'usage d'une nourriture funeste à l'économie animale; et pour le faire avec plus de succès, il appela la religion au secours de la politique, et dès-lors la chair d'un animal déclaré immonde par la sagesse du législateur, fut proscrite sans retour. Dès-lors, sans doute, on appela homme impur, homme sale, celui qui, au mépris de la religion, osait se nourrir d'une chair défendue. Tout homme atteint de la *judham* ou virus syphilitique, fut dès-lors l'ami du cochon, συς φιλος, comme on dit familièrement à quelqu'un qui est sale, *tu es un cochon.* Delà le mot syphilis consacré par Fracastor. Du reste, voici ce que ce docteur anti-syphilitique dit d'Astruc :

« Astruc rapporte, dans son ouvrage
» sur la maladie syphilitique, les statuts
» d'une maison de débauche d'Avignon.
» Il croyait, d'après Diaz, que Colomb
» apporta la maladie syphilitique d'Amé-
» rique. Cette assertion d'Astruc est affai-
» blie par plusieurs faits historiques, ainsi
» que par le passage que l'auteur rapporte
» des lettres du P. Martyr. »

Voilà tout l'éloge que cet auteur daigne faire d'un professeur très-célèbre, et de l'ouvrage duquel il a profité. Du reste, il ne fait mention d'aucun autre médecin français, comme si Astruc avait seul écrit sur la Vénusalgie. Mais, en revanche, il cite à tout propos les médecins anglais et allemands, qu'il nous propose pour modèles, entr'autres le docteur Kurt-Sprengel, médecin à Hallé en Saxe, qui juge des productions des auteurs sans les avoir lues, et auquel j'ai adressé la réclamation suivante en tête de mes *Éléments sur la Science des Accouchements*.

Réclamation au docteur KURT-SPRENGEL, *médecin à Hallé en Saxe, et auteur d'un ouvrage périodique très-estimé.*

UN médecin qui réunit aux dons les plus précieux de la nature, les connaissances profondes de son art, et qui consacre ses veilles et ses talents à l'analyse des productions du génie, ce médecin, à mon avis, exerce la plus belle magistrature de la république des lettres.

Placé entre son siècle, qu'il juge, et la postérité qui doit le juger lui-même, si cet homme, impartial et juste, foule à ses pieds les passions et les préjugés, s'il ne déclare la guerre à l'erreur que pour faire triompher la vérité; en un mot, si l'interprète de la nature est à-la-fois le protecteur des amis de l'humanité et le fléau des charlatans, il peut se flatter d'avoir des droits à la reconnaissance de ses contemporains, et son nom, inscrit au temple de mémoire, sera marqué du sceau de l'immortalité.

En traçant le portrait du médecin-littérateur, c'est vous, Monsieur, qui m'avez servi de modèle. Rédacteur d'un ouvrage périodique, compté dans l'Europe savante parmi les plus belles productions littéraires, vous joignez à l'impartialité la plus exacte, la critique la plus judicieuse. Vos jugements règlent à-la-fois les écarts du génie, et encouragent les efforts de la médiocrité; aussi jouissez-vous, en Allemagne, de la plus grande réputation, de l'aveu de tous les médecins étrangers qui m'ont fait l'honneur de visiter mon école.

Par quelle étrange fatalité, abjurant une seule fois, et contre moi seul, les qualités qui vous rendent si estimable aux yeux des savants, êtes-vous devenu l'écho de quelques folliculaires obscurs, salariés par les césariens et les symphisiens de Paris? de quelques insectes littéraires qu'on ne saurait mieux comparer qu'à ces chenilles dévastatrices qui, pour vivre, se traînent de feuille en feuille, et rongent, afin de les dégrader, les plus belles productions de la nature?

Deux raisons que je crois bien fondées, m'ont engagé à croire, Monsieur, que vous avez jugé mes ouvrages sans les connaître. La première est que vous prévenez vous-même vos lecteurs, que l'opinion que vous allez émettre sur un très-petit nombre d'ouvrages étrangers, est moins la vôtre que celle que vous avez puisée dans quelques auteurs. La seconde, c'est que les éloges que vous donnez à quelques points de ma doctrine, mal interprétés par mes antagonistes, sont aussi peu mérités que la critique sévère que vous faites de quelques autres.

Au nom de la justice et de l'impartialité qui vous caractérisent, je réclame de vous une lecture de mes *Éléments*, dont je prends la liberté de vous faire passer un exemplaire; et quelque rigoureux que puisse être le jugement que vous porterez de cet ouvrage (après l'avoir lu), je déclare d'avance qu'il ne saurait affaiblir les sentiments d'estime et de respect dus à vos talents et à vos qualités personnelles.

Salut et santé. SACOMBE.

Enfin, il n'est pas jusqu'au charlatan P*** dont cet étranger ne fasse un éloge pompeux.

« P***, dit-il, médecin célèbre à Laybach en Carniolie, est auteur d'une décoction anti-syphilitique ou dépurative. » De tous les remèdes dont l'emploi a été

» jusqu'à présent recommandé pour la » guérison des maladies vénériennes, sur- » tout de celles qui sont incurables par » le mercure, je n'en ai point encore » rencontré dont les effets fussent com- » parables à ceux de la décoction du doc- » teur P***. Des ulcères opiniâtres et » désespérés, des exostoses, des caries, » des maladies de peau, des douleurs » dans les os ou autres parties du corps, » qui avaient résisté au mercure et au » pouvoir de tous les autres remèdes » prescrits dans divers climats par diffé- » rents médecins, ont été, sous mes yeux, » radicalement guéris par cette décoction; » et ce qu'il y a de plus remarquable, la » plupart l'ont été dans un très-court es- » pace de temps. Mais il y a lieu de re- » greter que ce remède ne puisse devenir » d'un usage général, puisqu'on n'a pu » obtenir du docteur P***, ni de ses suc- » cesseurs depuis sa mort, d'en publier

» la composition. Ce remède, à mon ar- » rivée en France, n'y était pas encore » connu; et j'apprends avec plaisir qu'on » vient d'en établir un dépôt à Paris, rue » Coquillière, chez Mitouart, apothicaire. » Il est bien sûr qu'il n'entre pas de mer- » cure dans sa composition. » *Traité complet de Maladies vénériennes ou sy- philitiques*, tome II, p. 348. Paris, 1805.

En 1806, le 8 février, je visitais à Milan l'hôpital de la Cinabre, et l'on vint à parler de P*** et de sa décoction. Les Ita- liens ne sont pas dupes de cet anti-syphi- litique, et regardent l'auteur comme un charlatan. Cependant je fus curieux de voir le fils, qui vend la décoction de son père à Milan. Cette visite me coûta deux couronnes, mais je me convainquis que ce charlatan n'avait dans sa tête que la décoction de son père. Je me rappèle qu'à cette époque il venait de faire un voyage à Paris, ce qui s'accorde parfaitement avec ce passage du panégyriste de son père: *Hoc decoctum credebatur esse idem cum decocto doctoris P*** ; sed hoc falsum planè esse à filio ejus nuper didici:* decoctum corticis juglandis compositum. *Pharmacopœia syphilitica* (l'auteur a voulu dire *anti-syphilitica*).

Il faut avoir un grand intérêt de commerce avec un charlatan, pour devenir, aux yeux de l'Europe savante, le prôneur d'un remède *dont l'auteur et ses successeurs depuis sa mort* refusent de publier la composition. Il y a même à cela une sorte d'impudeur, surtout quand on a eu le courage d'imprimer le passage suivant au sujet du rob anti-syphilitique de l'Infecteur:

« Je n'entrerai point (car c'est au-
» dessous de moi), dit l'apologiste de
» P***, dans aucun détail pour dévelop-
» per toutes les intrigues ténébreuses et
» tous les mensonges qu'on a employés

» pour mettre en vogue ce remède. Mais » quand je vois que des hommes que les » lois autorisent à se dire médecins, le » recommandent à leurs malades, je suis » saisi de pitié et d'indignation, parce » que rien ne prouve plus dans quel avi- » lissement la médecine est tombée en » France, que de voir des médecins, » même parmi ceux de l'ancienne faculté » de Paris, prescrire un remède de char- » latan, un remède secret, plutôt que de » se servir de ceux dont ils doivent con- » naître l'efficacité, ou de proposer à » leurs malades de recourir aux lumières » de personnes plus éclairées, s'ils se » trouvent eux-mêmes trop peu instruits » dans cette partie de l'art de guérir. » Tome II, p. 281.

Il faut en effet, comme le dit le docteur écossais, que la médecine soit tombée en France dans un grand degré d'avilissement, pour souffrir qu'un étranger, panégyriste d'un charlatan, vende impunément en France la décoction de P***, remède secret, et dont il avoue lui-même ne point connaître la composition.

Le messager des dieux, Mercure (p. 17). Ce dieu, fils de Jupiter et de Maïa, avait la charge d'interprète et de messager des dieux, mais surtout de Jupiter, qui lui avait attaché des ailes à la tête et aux pieds, afin qu'il exécutât plus promptement ses ordres.

Toi qui, d'une ardeur empressée,
Sers le maître de l'univers,
Prends tes ailes, ton caducée,
Vole, et vas t'ouvrir les enfers,
Cherche l'ombre de Roquelaure;
D'un ami qui le pleure encore,
C'était la plus chère moitié.
Vas, ce seul espoir me soulage,
Vas lui porter le tendre hommage
Que lui rend ma triste amitié. LAMOTTE.

Un enfant....., un monstre effroyable (p. 18). J'ai fait, dans un chant de ma

Luciniade, le portrait de Vulcain d'après nature. Il est vrai que ma Muse, trop chaste, impute la difformité de ce dieu à ce que sa mère l'avait conçu pendant l'écoulement des *règles*. Elle n'a pas osé dire qu'à cette époque Junon était atteinte de la Vénusalgie.

Comme il peut se traîne à Lipare (p. 18). Les forges de Vulcain étaient dans les îles de Lemnos, de Lipare, et dans le mont Etna.

Pour les accoucheurs de Paris (p. 19). Il s'est fait jadis un grand commerce à Lipare de *forceps* et de bistouris, pour les accoucheurs de Saint-Côme; mais il y a de nos jours une grande stagnation dans cette branche de commerce. *O tempora! ô mores!* Autres temps, autres mœurs. On exige aujourd'hui des élèves en médecine des certificats qui attestent qu'ils ont fait leurs humanités dans un collége ou dans un lycée, études préliminaires qui seules peuvent les rendre dignes d'entrer dans le sanctuaire de la médecine, pour y apprendre l'art de conserver la vie et la santé de leurs semblables. L'histoire de la *Science des Accouchements* a inscrit en lettres de sang les noms des accoucheurs qui, sous le règne de la terreur, ont fait tomber sous leurs bistouris douze victimes césariennes. Mais une heureuse révolution s'est opérée dans cette branche de la science médicale; et si l'on écrit encore des sottises sur cette branche importante de l'art de guérir, on ne commet plus du moins des horreurs. D'ailleurs, les effets de la plume, en chirurgie, sont moins funestes pour l'humanité que ceux du bistouri. Par sottises écrites, j'entends parler ici de quelques articles relatifs aux accouchements, insérés tout récemment dans le *Dictionnaire des Sciences médicales*, dont l'Europe savante attend en ce moment la huitième livraison avec la plus vive et la plus juste impatience. Voici mon opinion sur cet ouvrage.

Une réunion de savants, dont les ouvrages et les talents étaient avantageusement connus, viènent d'élever à la gloire de la nation française un monument éternel, sur lequel la patrie reconnaissante gravera bientôt, et à plus juste titre, cette courte inscription, tracée jadis sur les colonnes d'Hercule : *Nec plus ultrà*. De retour à Paris, après six années d'absence, j'ai lu, relu, dévoré cette nouvelle encyclopédie médicale, et j'y ai remarqué ce qu'il est impossible de ne pas trouver dans un ouvrage rédigé par une société nombreuse, je veux dire du bon, du médiocre et du mauvais. Le bon constitue les trois quarts et demi des sept premiers volumes de ce dictionnaire. Le médiocre ne sera aperçu que par les vrais savants. Quant au mauvais, il ne consiste que dans une seule branche de cet arbre majestueux, dont l'ombrage sera funeste à l'ignorance, à la routine et aux préjugés; branche d'ailleurs si aride, si dépourvue de sève, si vermoulue de vétusté, que le moindre effort pourrait la détacher du tronc qu'elle déshonore, et, pour parler sans figure, la branche de la science des accouchements y est traitée d'une manière si sèche, si contraire aux lois de la nature, à la saine pratique, à l'expérience et à l'observation, qu'elle ne mérite pas les honneurs d'une critique judicieuse. J'ai dit quelque part, dans ma *Luciniade*:

En faisant mieux qu'un autre, on se rend plus utile.

Ainsi, sans perdre un temps précieux à combattre une doctrine vicieuse sous tous les rapports, je viens d'opposer, dans la *Science des Accouchements*, mes principes à ceux qui déprécient le *Dictionnaire des Sciences médicales*. Trente-deux années de pratique et vingt années consacrées à l'enseignement public et particulier, me donnent le droit de parler en maître, et je viens d'en user. Cet ouvrage est actuellement sous presse, et sera publié incessamment. Mais disons un mot des trop fameuses écoles de Saint-Côme. Les écoles de chirurgie de Paris, avant la révolution, portaient assez trivialement le nom de Saint-Côme. Elles étaient composées, en 1788, d'environ quinze à dix-huit cents élèves, dont la très-grande majorité savait à peine lire et écrire. Ces jeunes gens, qui n'avaient d'autre ressource que le produit du peigne et du rasoir, louaient leur industrie à des barbiers, et couraient de porte en porte toute la matinée, en habit de poudre, pour faire la barbe à tout le monde; l'après-midi, ils venaient aux écoles se reposer des fatigues de la matinée, en dormant aux leçons soporifiques de la plupart de leurs professeurs, qui auraient eu mauvaise grâce de refuser à leurs auditeurs la même indulgence qu'on avait eue pour eux. Cependant, après deux ou trois années, ces auditeurs bénévoles de Saint-Côme se répandaient dans toutes les campagnes du royaume pour pratiquer, je ne dis pas la chirurgie, car la plupart n'étaient capables que de faire la saignée et l'opération césarienne, mais pour y exercer la médecine. Et voilà les hommes que l'ignorance a armés contre moi; voilà les défenseurs de Rousset, les prôneurs de Baudelocque et les satellites de Dubois.

Les plaisirs les plus innocents (p. 19). La nature a donné à l'homme des plaisirs vrais et purs, en créant pour lui la femme, pour partager avec elle les plus douces jouissances. Mais son intention ne fut jamais de créer une belle femme pour la jouissance de plusieurs hommes. Vénus n'est donc dans mon poème et dans l'histoire mythologique, que l'emblême de la débauche. Le commerce incestueux et adultérin de cette déesse, justifie le rôle infâme qu'elle joue dans cet ouvrage.

Du mal par Vénus enfanté (p. 19). J'ai démontré, par l'expérience et l'observation, que la Vénusalgie provient du commerce d'une femme avec plusieurs hommes, quoique cette femme et ces hommes fussent très-sains avant de se livrer au libertinage.

Je le dois par reconnaissance (p. 19). Quoique l'histoire mythologique ne parle point des amours d'Apollon et de Vénus, on peut, sans calomnier cette déesse, croire qu'elle ne fut pas plus cruelle pour le blond Phébus que pour les autres dieux.

Amant ingrat, un tel discours (p. 20). Les courtisanes sont si familiarisées avec la Vénusalgie, qu'elles ne la regardent que comme un inconvénient de leur état, dont les libertins ne sont pas même en droit de se plaindre.

Le ciel affranchit la beauté (p. 20). C'est le propos de presque toutes les femmes galantes : à les entendre, elles ne sont jamais atteintes de la Vénusalgie ; les écoulements les plus virulents ne sont, disent-elles, que des fleurs blanches, et ce qui les autorise à tenir ce langage, c'est qu'en effet le virus syphilitique, trouvant chez le sexe un écoulement naturel et périodique, est entraîné tous les mois par le sang des *règles*, et fait moins de ravages chez les femmes que chez les hommes, dont le canal de l'urètre devient le siége des ulcères les plus douloureux.

Vrai chef-d'œuvre de la nature (p. 21). Lamotte, en parlant de la ceinture que Vénus prêta à Junon, s'exprime ainsi :

Ce chef-d'œuvre sorti des mains de la nature.

Et cependant en dépit d'elle (p. 21). L'inconstance est le caractère des femmes publiques. Insatiables de plaisirs, elles aiment, comme les papillons, à voltiger de fleur en fleur.

Devint enceinte de l'Amour (p. 21). L'Amour ou Cupidon est fils de Vénus et de Mars. On le représente sous la figure d'un enfant, avec un bandeau sur les yeux, un arc à la main, et quelquefois un flambeau. Il porte des ailes et un carquois rempli de flèches brûlantes. Rousseau a dit de l'Amour :

> Dans une obscurité profonde
> Je porte au hasard mon flambeau.
> Otez à l'Amour son bandeau,
> Vous rendrez le repos au monde.

On lui donne un caractère de malignité cruelle ; et quoique enfant, il passe pour le plus puissant des dieux.

Pour compter les maux qu'il a faits (p. 23). Les perfidies, les trahisons, les cruautés du petit dieu de Cythère ont fourni à Corneille, à Racine, à Crébillon, à Voltaire, les sujets des plus belles tragédies, sans parler des romans français, anglais, allemands, qui à eux seuls forment une bibliothèque si considérable, que la vie la plus longue ne suffirait point pour en lire les innombrables volumes.

A la lueur de cent bougies (p. 24). Bacchus, fils de Jupiter et de Sémélé, fut amant de Vénus, c'est-à-dire que le vin est ami de la débauche. Les sacrifices qu'on faisait en son honneur consistaient en plusieurs libations de vin, et à lui immoler une pie, parce que le vin fait parler avec indiscrétion; ou un bouc, parce que cet animal détruit les bourgeons de la vigne. Ses fêtes se célébraient en automne, avec une licence qui allait jusqu'à la fureur. Ses prêtresses, appelées Bacchantes ou Ménades, couraient alors sur les montagnes, et mettaient en pièces tous les hommes qu'elles rencontraient. Elles étaient habillées de peaux de tigres, et avaient les cheveux épars. Chacune tenait à la main un thyrse et une torche ardente. Les jeux des Ménades étaient plus à craindre.

De ces Ménades révoltées
Craignons l'impétueux courroux.
Tu sais jusqu'où ce dieu jaloux
Porte ses fureurs irritées,
Et quelles tragiques horreurs,
Des Lycurgues et des Penthées
Payèrent les folles erreurs.

J. B. Rousseau.

Lycurgue était roi de Thrace, et l'ennemi déclaré de Bacchus, qui se vengea en inspirant à ce prince des accès de fureur, dans l'un desquels il se cassa les jambes. Penthée était roi de Thèbes; par mépris pour les dieux, il fit emprisonner Bacchus, qui passait dans ses états. Le dieu s'échappa de sa prison, et Penthée fut mis en pièces par sa propre famille. Bacchus présidait aux fêtes de Vénus, qui à son tour embellissait les orgies de son amant.

Lasse sans être satisfaite (p. 25). Cette pensée est de Juvénal :

Et lassata viris necdum satiata recessit.

Une boisson enchanteresse (p. 26). Bacchus est le Noé de la fable. Il est ordinairement regardé comme le dieu du vin, parce que ce fut lui qui le premier planta la vigne.

Prends part à la juste louange
De ce dieu si cher aux guerriers,
Qui, couvert de mille lauriers
Moissonnés jusqu'au bord du Gange,
A trouvé mille fois plus grand
D'être le dieu de la vendange,
Que de n'être qu'un conquérant.

J. B. Rousseau.

Quand ses enfants audacieux (p. 27). Les conquêtes de Bacchus sont célèbres. On le regarde même comme le plus puissant des dieux après Jupiter; il en était au moins le plus courageux : il fut le seul qui osa rester dans le ciel pendant la guerre des géants. On dit qu'il s'était changé en lion pour les combattre.

C'est lui qui, des fils de la terre
Châtiant la rebellion,
Sous la forme d'un fier lion,
Vengea le maître du tonnerre,
Et par lui les os de Rhécus
Furent brisés comme le verre,
Aux yeux de ses frères vaincus.

J. B. Rousseau.

L'Olympe, le mont Ossa et Pélion, qui sont dans la Thessalie, furent les montagnes principales dont les Titans se servirent pour escalader le ciel. Malherbe a dit :

Comme la rebellion,
Dont la fameuse folie
Fit voir à la Thessalie
Olympe sur Pélion.

Qui mieux que la docte Salerne (p. 28). Ecole célèbre de médecine dans le royaume de Naples, dont les préceptes sur l'art de conserver la santé sont dans toutes les bibliothèques des médecins. *Anglorum regi scribit tota schola Salerni.*

Gloire, honneur au fils de Vénus (p. 29). Priape, fils de Vénus et de Bacchus, était le dieu des jardins. On le représente avec la barbe et la chevelure fort négligées, et une faucille à la main.

Grâce à la bachique liqueur (p. 30). Il est constant que l'usage immodéré du vin et des liqueurs fermentées donne une nouvelle activité à la Vénusalgie, et c'est ce que j'ai voulu donner à entendre en associant Bacchus à Vénus dans leur commerce de débauches. La plus grande partie des malades que j'ai à traiter, m'avouent que c'est au sortir d'un festin qu'ils ont été chez les courtisanes, qu'ils avaient en horreur quand ils étaient de sang-froid.

Dignes du plus profond mépris (p. 30). Tous les poètes ne parlent qu'à regret des affreux mystères de Vénus et de Bacchus. Les chastes filles du Permesse se refusent à chanter de pareilles horreurs.

D'accepter Vulcain pour époux (p. 31). Tous les dieux trouvèrent Vénus si belle, que chacun d'eux voulut l'épouser. Jupiter accorda la préférence à Vulcain, pour le récompenser des services qu'il avait rendus pendant la guerre des géants. Vénus fut très-mécontente d'un choix qui lui donnait pour époux le plus laid et le plus difforme de tous les dieux.

Des mains de son fils l'Hyménée (p. 31). L'Hymen ou l'Hyménée était fils de Vénus. Je dis ailleurs que ce fut celui de ses enfants qu'elle aima le moins, par allusion à son mariage avec Vulcain, qu'elle n'épousa qu'à regret.

Il leur fit une espiéglerie (p. 31). Vulcain surprit un jour Mars avec Vénus, et pour se venger de son infidélité, il les enferma tous les deux dans un réseau de fer, qu'il avait forgé lui-même. Alectryon, écuyer de Mars, était chargé de faire sentinelle, mais il s'endormit et fut métamorphosé en coq. Par un reste de bienveillance, Mars voulut que cet oiseau lui fût consacré. Mercure délivra ce dieu de la prison où Vulcain l'avait mis; il lui avait rendu le même service en le tirant des mains des fils d'Aloüs.

Vénus abhorra l'Hyménée (p. 32). La débauche est incompatible avec le lien sacré qui unit éternellement deux époux vertueux.

A la malheureuse Didon (p. 32). Didon, reine de Carthage, reçut chez elle Enée, fils d'Anchise et de Vénus, qui abusa de sa faiblesse, et l'abandonna à son malheureux sort, sous prétexte d'obéir aux dieux.

De Psyché finit le destin (p. 32). Cupidon aima Psyché, que Vénus persécuta au point de la faire mourir de douleur. Jupiter lui rendit la vie, et lui donna l'immortalité. On la représente avec des ailes de papillon.

C'est Pâris, berger de Phrygie (p. 33). Hécube, en mettant Pâris au monde, s'imagina accoucher d'une torche ardente. Priam, roi de Troie, donna ordre de tuer cet enfant. Hécube le fit élever secrètement en Phrygie, par des bergers. Pâris, qui ne connaissait point encore sa naissance, vint disputer un prix que Priam avait proposé à la jeune noblesse de son royaume, et triompha de tous ceux qui étaient entrés en lice. Hector poursuivant cet athlète inconnu, découvrit qu'il était son frère.

Pâris qui, dans la Thessalie (p. 33). Pâris ayant été envoyé à Sparte pour y reprendre sa tante Hésione, enleva Hélène, épouse de Ménélas, et alla se cacher avec elle en Thessalie.

Jupin eut beau noyer le monde (p. 34). La plus ancienne de toutes les histoires ne fait mention que du dernier déluge, qui engloutit dans les abîmes de l'Océan une partie de l'ancien continent, et le sépara du nouveau. Mais il y a lieu de présumer que le globe de la terre est plus ancien qu'on ne croit, et que ces révolutions ont été plus fréquentes qu'on ne l'imagine.

Jupin eut beau brûler Sodome (p. 34). Les livres saints attestent que depuis le déluge le feu du ciel consuma la ville de Sodome. Il n'y a à cela rien d'impossible; ces accidents se renouvèlent tous les jours. La foudre n'épargne pas même les chaumières.

Où parfois la femme était homme (p. 34). La Vénusalgie peut être communiquée par une femme infectée de cette maladie, à une femme saine, à la faveur du clytoris.

L'homme à son tour devenait femme (p. 54). L'esprit conçoit aisément que, dans une ville aussi corrompue que l'était Sodome, les deux sexes se défiant avec juste raison l'un de l'autre, les femmes cherchèrent à se dédommager entre elles de la privation des hommes, et les hommes de leur côté assouvirent entre eux leurs infâmes passions; mais comme on n'intervertit jamais impunément les lois de la nature, je puis certifier que la sodomie ou crime de Sodome procure la même maladie aux hommes, et par la même cause. Ainsi, plusieurs hommes sains qui auront un commerce charnel avec un seul homme, qui rougit de son sexe, puiseront dans le *rectum* la même maladie que ces mêmes hommes sains auraient puisée dans le vagin d'une femme saine, par le mélange, la stagnation et la fermentation de plusieurs semences. La même méthode curative a eu les plus heureux succès.

Excepté Lot, assez bon homme (p. 34). On sait que Lot fut averti, par un ange, de l'incendie prochain de Sodome, et qu'il en fut préservé ainsi que son épouse.

La chère épouse devint sel (p. 34). Au sujet de cette métamorphose de l'épouse de Lot en statue de sel, pour avoir regardé derrière elle au sortir de Sodome, contre l'ordre formel de l'Etre-Suprême, un prédicateur, parlant en chaire de la curiosité si naturelle aux femmes, disait à son auditoire : « Ah ! mesdames, si » toutes les femmes curieuses de cette » paroisse étaient changées en statues de » sel, que de sel, mesdames, que de sel » nous aurions ! Notre sexe, grâces à » Dieu, n'est pas aussi curieux que le » vôtre ; aussi le diable n'at-il pas vaincu « Lot. » Tout l'auditoire crut entendre *vingt culottes*, et toutes les femmes partirent d'un éclat de rire qui déconcerta l'orateur, et le força d'abandonner la chaire.

Sem, Cham, Japhet vont chez Vénus (p. 35). Les livres saints et tous les catéchismes nous apprènent que les descendants de Noé furent aussi vicieux que leurs pères, et que peu de temps après le déluge les hommes furent plus méchants qu'auparavant. Ce n'était pas la peine de les noyer.

Japhet, des trois le plus âgé (p. 36). Un rabin, l'un des plus savants de l'Alsace, que je trouvai aux bains de Bade, à douze lieues de Strasbourg, en 1806, ne put jamais me dire lequel des trois fils de Noé était l'aîné. La mesure du vers a fait pencher la balance en faveur de Japhet, sans préjudice des droits de ses frères.

Cham, l'Europe que j'ai choisie (p. 36). Vénus était adorée à Chypre et dans plusieurs autres îles de la Méditerranée.

Se cacha sous des noms divers (p. 37). La Vénusalgie a différents noms dans les diverses contrées du monde, mais partout ce sont les mêmes effets ou symptômes, plus ou moins actifs, plus ou moins funestes, suivant les climats et les tempéraments des peuples qui en sont atteints.

Le mal affreux qu'eut ce saint homme (p. 38). Je parle du saint homme Job, qui, banni de la société par les symptômes hideux de la judham ou Vénusalgie, était couché sur un fumier, sans cesse occupé à gratter son éléphas avec un débris de pot cassé.

Le mal de ce roi pénitent (p. 38). Le bon roi David, qui avait fait la vie, se plaignait de douleurs internes. « Mes os, » dit-il dans le psaume, se sont desséchés » comme le foin. » *Et ossa mea sicut cremium aruerunt.*

Fracastor, en effet, s'amuse (p. 38). Il ne faut pas croire que Fracastor, homme de génie, pensât que la Vénusalgie se communiquait par la contagion de l'air ou de l'influence maligne des astres. Il profite seulement de l'erreur de son siècle, qui croyait à l'astrologie, à la magie, aux sorciers, pour atteindre le seul but auquel il tendait pour plaire à la cour de Rome, celui d'effrayer les Pères du concile de Trente, afin de le transférer à Bologne.

Sont beaux et dignes qu'on les loue (p. 39). On ne peut se lasser de lire *la Syphilis;* les poètes du siècle d'Auguste ne l'auraient point trouvée indigne d'éloge.

Moi je dis qu'il est endémique (p. 40). Je prouverai, par l'histoire, par l'expérience et l'observation, que la Vénusalgie a existé de tout temps et dans tous les siècles; qu'elle est fille du libertinage et de l'intempérance, au sein de toutes les sociétés corrompues; que ses effets ou symptômes ont été plus graves, avant que l'art eût trouvé des moyens de les combattre avec succès; que la sodomie donne les mêmes résultats que le coït; et que leurs effets demandent le même traitement, puisque c'est la même cause qui les produit.

Sans honte, aux dieux comme aux mortels (p. 40). Vénus compte des amants sur la terre comme dans l'Olympe ; elle s'est prostituée aux dieux, aux demi-dieux et aux mortels.

Sophie, à peine à dix-sept ans (p. 40). Je pourrais citer plusieurs observations à l'appui d'un fait que l'expérience peut confirmer tous les jours ; mais comme ce n'est point un roman licencieux que j'ai voulu publier, je me contenterai de citer celle-ci. Je sais que des hommes qui ne vivent que de dissertations, et qui par-là même ont intérêt à repousser la vérité que je cherche à établir, pourront m'objecter qu'une fille qui se prostitue à quatre hommes à-la-fois, pouvait bien en avoir un cinquième qui ne fût pas aussi sain que les quatre autres, et qu'elle a pu donner par amitié, à ce cinquième, des faveurs qu'elle vendait cher aux quatre autres. Ces objections, je n'aurais pas attendu qu'on me les fît, si j'avais eu quelque raison de me les faire à moi-même. Je ne cite cette observation que parce qu'elle porte avec elle, pour moi, la conviction la plus intime. La demoiselle qui en est le sujet était très-sage avant d'être séduite par le jeune ecclésiastique avec lequel je vivais habituellement, ainsi qu'avec ses amis, qui n'avaient rien de caché pour moi. Privés de leur liberté, ils trouvèrent une occasion favorable de se distraire de leurs études théologiques, et ils en profitèrent. Leur but était de conserver leur santé en faisant un bon choix, et ils ne pouvaient le faire meilleur au physique et au moral. En deux mots, je n'écris pas pour égayer les libertins, mais pour convaincre les médecins observateurs et de bonne foi; et je leur déclare, en mon âme et conscience, que la Vénusalgie a pris cette fois naissance dans les bras d'une vierge, et de quatre ecclésiastiques aussi sains qu'elle.

Consiste à faire des heureux (p. 43). Ceci est une plaisanterie. Je ne prétends point justifier la conduite de cette jeune personne, sous le rapport de la morale; mais je connais beaucoup de petites marchandes qui ont vendu leur honneur bien meilleur marché, et qui ne lui feront pas jeter la première pierre.

Avant leur acte de licence (p. 44). J'entends parler ici de la licence de mœurs, et non de la licence sorbonique qui suivait le baccalauréat.

Six fois à peine ont fait le tour (p. 45). Cinq à six jours après un commerce de galanterie avec une femme publique ou toute autre personne infectée, les symptômes vénusalgiques se manifestent chez le sujet qui en est atteint. Quelquefois ils se produisent plus tard. J'ai même connu à Montpellier, en 1780, un étudiant en médecine, que tous mes collègues savent avoir fait ses preuves en libertinage, sans jamais avoir pu prendre la Vénusalgie des femmes publiques qui en étaient infectées. Une jeune Espagnole très-jolie vint à Montpellier pour subir le traitement de la Vénusalgie, qu'elle avait au plus haut degré. Ce jeune homme lui demande la faveur de faire sur elle un nouvel essai de son privilége. Il n'eut pas de peine à l'obtenir, et il jouit impunément des faveurs d'une femme dont la jouissance n'était troublée que par la crainte de punir son amant de sa témérité. J'ignore, il est vrai, si, depuis trente ans que je ne l'ai vu, la Vénusalgie n'a pas fait explosion chez un sujet qui avait le rare privilége d'abuser impunément de ses forces et de sa santé avec les femmes les plus gâtées.

De Vénus la nocturne envie (p. 46). Les malades de Vénus ont des érections nocturnes qui deviènent très-douloureuses; la verge se roidit, quelquefois elle se re-courbe, et ils éprouvent des cuissons très-vives dans le canal de l'urètre.

A qui j'ai consacré mes chants (p. 47). J'invoque ici poétiquement le secours d'Apollon et de Lucine, contre les efforts des méchants; mais, franchement, je ne les crains point : j'ai le sentiment de mes forces. Privé de mes enfants par une suite incalculable de revers, je suis comme un lion à qui des chasseurs imprudents ont arraché ses lionceaux : *Qui me commô-rit, flebit.*

Contre les efforts des méchants (p. 47). Un d'entre eux disait l'autre jour : « Laissons-le tranquille; il a fait un pacte avec le diable : ses ennemis meurent presque tous d'apoplexie, tandis qu'il rajeunit chaque jour.

Du mal de Vénus, quand Mercure (p. 47). Ce n'est ici qu'une idée poétique, à laquelle a donné lieu le nom de Mercure.

Les pieds, les mains, le tronc, la face (p. 48). La Vénusalgie ne se montre plus avec des symptômes aussi graves, 1° parce qu'on ne la puise plus de nos jours dans des sources aussi impures, 2° parce qu'on a soin de la traiter dès son invasion, 3° parce que le traitement est beaucoup mieux connu, et conséquemment plus efficace.

Ne rendait que de frêles sons (p. 48). Il existe une relation intime entre les organes de la génération et celui de la voix, en sorte que la bouche est presque toujours affectée dans la Vénusalgie.

Priape en pleure de dépit (p. 58). Ses larmes sont tantôt jaunes et tantôt vertes.

Il existe un rapport intime (p. 62). La fréquence seule de l'acte vénérien, rend la voix rauque et désagréable chez la plupart des femmes débauchées.

Que Moïse appela sacrée (p.62). Moïse appèle les parties génitales *sacrées*, à raison de l'importance de leurs fonctions; delà le nom de *sacrum* donné à l'os postérieur du bassin, dont les trous sacrés donnent passage aux nerfs du même nom.

Dans le chemin de la santé (p. 65). L'hygiène, partie de la médecine qui traite de la conservation de la santé, a pris son nom d'Hygie, déesse qui veille à la conservation de la santé des humains.

Quoique amante d'Endymion (p. 65). Diane, sœur d'Apollon, fille de Jupiter et de Latone, est distinguée par les poètes sous trois rapports différents, ce qui lui a fait donner le nom de *Triple Hécate*. On l'appèle la Lune ou Phébé dans le ciel, Diane sur la terre, Hécate dans les enfers. Diane était la déesse des chasseurs; elle habitait les bois et les forêts avec une troupe de nymphes, qu'elle occupait toujours à la chasse. On dit qu'elle aima le berger Endymion ; mais elle n'est plus alors la déesse de la chasse.

Comme fit le sot Actéon (p. 65). La chaste Diane changea en cerf le chasseur Actéon, qui avait eu la témérité de la regarder dans le bain. C'est une grande leçon pour les jeunes gens timides qui se contentent de regarder les nymphes dans le bain.

Naquit la plante valaisane (p. 72). J'ai découvert, dans le canton du Valais en Suisse, entre Sion, Saint-Maurice et Martigni, un végétal anti-vénusalgique, plus précieux que le gaïac et tous les sudorifiques du continent d'Europe. Je dirai bientôt quel moyen j'ai employé pour faire cette découverte.

Les habitants, nés libertins (p. 73). L'histoire des dieux du paganisme n'est pas l'école des mœurs.

Le fameux et docte Chiron (p. 73). Le centaure Chiron avait élevé Hercule, Achille, et enseigné la médecine à Esculape. Il est compté parmi les signes du zodiaque, sous le nom du Sagittaire.

Puis l'illustre dieu d'Epidaure (p. 73). Esculape, fils d'Apollon et dieu de la médecine, qu'il avait apprise du centaure Chiron, ayant rendu la vie à Hippolyte, fils de Thésée, fut foudroyé par Jupiter. Il avait un temple fameux à Epidaure.

Les docteurs n'étaient point éclos (p. 73). Les médecins sont d'institution divine, le fait est constant : *Deus enim creavit illum*, disent les livres saints en parlant du médecin ; mais on ignore l'époque précise de leur création. Ils ne font pas partie de l'ouvrage des six jours.

Venait d'escalader les cieux (p. 74). Les Géants, enfants de la Terre, foudroyés par Jupiter.

Et que Bacchus, comme un lion (p. 75). L'histoire mythologique dit que Bacchus prit la figure d'un lion dans la guerre des géants, parce qu'il se battit avec courage, et qu'il seconda Jupiter, que tous les dieux avaient abandonné.

Trois fois dans le fleuve il se plonge (p. 77). Les bains de mercure ne peuvent convenir qu'aux dieux ; je ne les conseillerais pas aux mortels. On connaît ses funestes effets sur les membres des malheureux condamnés aux fouilles pour l'extraction du mercure.

Fleuve divin, fleuve modeste (p. 77). Le mercure est caché dans les entrailles de la terre, tandis que les charlatans qui en font usage se donnent en spectacle au public, s'affichent dans tous les carrefours, et le vendent au poids de l'or.

Saturne, Jupiter et Mars (p. 79). Ceux qui connaissent la mythologie chimique, savent que le mercure s'unit avec tous les métaux désignés sous les noms de Saturne, Jupiter, Mars et Vénus.

Elle rendra Vénus plus belle (p. 79). Le mercure sépare les métaux de toutes les parties hétérogènes.

Après le leur avoir vanté (p. 79). Chaque charlatan vante son baume; mais il n'est pas de charlatans plus effrontés que les vendeurs de robs anti-syphilitiques, sans en excepter le panégyriste de P***, qui dit que cette décoction ne renferme point de mercure. *Credat Judæus Apella.* « Guérir des ulcères opiniâtres et désespérés, des exostoses, des caries, des » maladies de peau, des douleurs dans les » os ou autres parties du corps, etc. (sans » mercure); » si j'avais eu le front de publier cette assertion dans les rues de Londres, on m'aurait jeté de la boue au nez, en criant *french-dogue.*

Il faut en bannir le poisson (p. 80). Les poissons de mer gras ne conviènent point aux malades syphilitiques; tels sont le thon, la morue, la poule d'eau, etc.

Surtout le saumon, les harengs (p. 81). Leur chair est trop pesante et de trop difficile digestion.

La truite seule est bien légère (p. 81). La truite est le seul poisson qui conviène en général aux malades; cependant tous les poissons d'eau vive ne sauraient être malfaisants.

Les anguilles sont des poisons (p. 81). L'anguille est très-malfaisante, même pour les estomacs sains, à plus forte raison pour les malades.

L'oiseau sacré du Capitole (p. 82). En l'année 363 de la fondation de Rome, les Gaulois s'étant emparés de cette ville sous la conduite de Brennus, étaient près de se rendre maîtres du Capitole, pendant la nuit, lorsqu'une troupe d'oies, qu'on y gardait en l'honneur de Junon, avertirent par leurs cris de la présence des ennemis.

Depuis ce temps, on eut soin de nourrir à Rome une certaine quantité de ces animaux, aux dépens du public, et sous le titre d'*oies sacrées*.

Le lard, le porc, ne sont pas bons (p. 82). La chair de cochon ne convient qu'à des estomacs vigoureux.

Des acides et du laitage (p. 82). Il faut interdire l'usage de tous les acides et du lait, à tous ceux qui sont soumis au traitement de la Vénusalgie.

Loin de tes murs, aimable Nuits (p. 82). La petite ville de Nuits, département de la Côte-d'Or, possède en ce moment un de mes enfants, ma chère Caroline. Je me flattais, au sein de mes malheurs, que cette fille chérie serait un jour le doux appui de ma vieillesse, et que sa main fermerait ma paupière. Vain espoir; mes ennemis m'ont arraché cette dernière consolation. Avant d'être privé de la société de ma Caroline, j'aurais défié la chute de l'univers de m'ébranler : *Si fractus illabatur orbis, impavidum ferient ruinæ.* Aujourd'hui j'ai besoin de toute ma philosophie pour supporter, loin de mes enfants, le fardeau de la vie. Si quelque chose pouvait me consoler de la perte d'un sujet si précieux, et dont je puis ici faire l'éloge, puisque ma fille ne lira jamais cet ouvrage, c'est qu'elle s'est consacrée, à l'exemple de son père, au soulagement de l'humanité souffrante.

Ma fille à mes vœux est rendue (p. 83). Ma fille vient de céder à mes vives sollicitations, en renonçant à un état qui compromettait sa santé, et sa vie même.

Le vin de Corse est trop fumeux (p. 83). Fracastor, au livre II de sa *Syphilis*, interdit aux malades de Vénus les vins fumeux qui pétillent dans le verre.

« Tels sont, dit-il, les vins qui nous vièneut des collines de Corse, etc. »

Non fumosa mero spumantia pocula Baccho,
Qualia Cyrnæi colles.

Si le malade est pléthorique (p. 83). La saignée est avantageuse dans la Vénusalgie, lorsque le malade a un tempérament sanguin, et que le traitement commence au printemps ou en été.

Disposent aux doux purgatifs (p. 84). Avant d'administrer aux malades les purgatifs analogues à leur état, il faut les disposer par les délayants résolutifs.

La myrrhe, la noix de cyprès (p. 84). La teinture de myrrhe et de la noix de cyprès est bonne à injecter dans les affections syphilitiques des narines.

Où le père des Atlantides (p. 84). On dit qu'Atlas portait le ciel sur ses épaules, parce qu'il montait souvent sur un lieu élevé pour y observer les astres. Tandis qu'Atlas cueillait les pommes d'or du jardin des Hespérides, Hercule soutenait le ciel avec ses épaules.

Honneur des bois de la Médie (p. 84). Fracastor vante beaucoup la vertu des feuilles du citronnier contre la maladie syphilitique.

Il croît arrosé de ses larmes (p. 85). Le citrus, suivant la fable, est consacré à Vénus et à Adonis.

De la docte et prudente Hygie (p. 83). Déesse de la santé.

Des douces faveurs du sommeil (p. 85). Pour calmer les douleurs que causent l'insomnie, on fait un topique avec l'amome, le macer, le bois d'aloès. L'amome est un fruit gros comme un grain de raisin, qui nous est apporté des grandes Indes; il contient des grains purpurins d'un goût âcre et d'une odeur fort pénétrante. Le macer est un arbuste qui croît aux Indes-Orientales; Dioscoride, Pline, Galien et les Arabes le vantent comme un excellent remède contre les hémorragies et les dyssenteries. C'est un calmant contre les douleurs nocturnes causées par la Vénusalgie. Plusieurs relations modernes des Indes-Orientales font mention d'une écorce qui a les mêmes vertus, et qui, en quelques lieux des Indes, porte le nom de *macre*. Les naturalistes croyent que c'est le macer des anciens. L'écorce qu'on nous apporte de Caïenne depuis 1718, sous le nom de *cimarouba*, est aussi très-efficace contre les flux dyssentériques des femmes enceintes, et elle est d'une couleur assez semblable à celle du macer des anciens. L'arbre qui nous fournit le bois d'aloès, croît à la Chine et au royaume de Lao dans la Cochinchine. On lui a donné le nom de bois d'aloès à cause de son amertume, qui n'est cependant pas, à beaucoup près, si forte que l'aloès.

On compose un large topique (p. 86). On fait une décoction de ces trois plantes, l'amome, le macer et le bois d'aloès, qu'on applique la nuit sur toutes les parties douloureuses; elles excitent dans ces parties une grande transpiration, et c'est à cette transpiration qu'il faut imputer le bon effet qu'elles produisent dans les pays froids, puisque dans les pays chauds, et même dans les contrées méridionales de la France, en été, les douleurs nocturnes des vénériens sont calmées par la transpiration augmentée à l'aide d'une couverture de laine. J'ai vu, à l'hôpital vénérien à Montpellier, des militaires rongés par la Vénusalgie invétérée, et qui se sont trouvés soulagés par une légère décoction de salsepareille, qui en été les faisait suer à grosses gouttes. J'en ai vu d'autres qui étaient guéris de leurs douleurs nocturnes, par la seule influence du climat sec et chaud du midi de la France.

Que l'on compose avec eau d'orge (p. 86). Un gargarisme détersif, composé avec l'eau d'orge, le nitre, le vert-de-gris, le miel rosat, appaise l'inflammation de la gorge et de la bouche affectées d'un ulcère malin. Beaucoup de personnes et même de médecins croyent que le vert-de-gris est un poison. C'est une erreur : il ne devient oxide que par son mélange avec une matière grasse ou huileuse. J'en appèle à cet égard à tous les médecins observateurs qui ont fait leur séjour à Montpellier. Cette ville fait un grand commerce de vert-de-gris, parce que le Merdançon, petite rivière souterraine qui serpente dans ses murs, procure dans toutes les caves une humidité favorable à la production du vert-de-gris. Cette branche de commerce n'exige d'autres connaissances que de placer des plaques de cuivre dans une cave, après les avoir arrosées de vinaigre; trois semaines après, on retire des caves les plaques couvertes d'un doigt de vert-de-gris. La première fois que j'entrai dans un des ateliers, où trente à quarante femmes étaient occupées à racler ces plaques de cuivre, je fus effrayé de les voir couvertes de vert-de-gris, et manger un pain couvert de cette poussière, qu'elles avalaient toute la journée avec l'air atmosphérique. C'est là que j'ai eu plusieurs fois occasion de me convaincre que cette matière n'est point un poison, et qu'elle ne devient dangereuse que par son mélange avec la graisse ou l'huile.

Sont détruits par les sucs caustiques (p. 86). On appèle caustiques les médicaments qui sont âcres, corrosifs, brûlants. Tels sont les sucs de tithymale, de grande chélidoine, de figuier, la chaux-vive, le vitriol, le vert-de-gris, et on les emploie extérieurement. On réduit les caustiques en onguent, par le moyen de la cire, du sain-doux, ou des huiles, et l'on y ajoute de la litharge ou d'autres préparations de plomb, qui sont dessiccatives, et qui donnent plus de consistance à l'onguent.

Souvent les fumigations (p. 87). Du temps de Fracastor, on traitait les maladies syphilitiques par les fumigations de storax, de cinabre, de minium, d'antimoine et d'encens, mêlés ensemble; mais ce médecin célèbre observe qu'elles attaquent la respiration et la rendent laborieuse et difficile. Il conseille avec raison de ne jamais employer ce moyen pour le corps entier; mais elles peuvent, ajoute-t-il, être fort utiles pour les membres infectés de pustules et d'ulcères rebelles. Le storax est une gomme résineuse odorante, qui découle d'un arbre ressemblant au cognassier, nommé en latin *styrax*. Cet arbre croît en Syrie, en Pamphilie, en Cilicie. Le cinabre est une matière minérale qui contient du soufre et du mercure. Le *minium* est un plomb minéral pulvérisé, et rendu rouge par une longue calcination ; il porte aussi le nom de *mine de plomb*.

D'un drap, excepté le visage (p. 87). Les accidents causés par les fumigations devaient être fréquents du temps de Fracastor, car il témoigne, dans son traité latin en prose sur la maladie syphilitique, que, pour donner les fumigations, on enveloppait les malades jusque par-dessus la bouche. Les fumigations telles qu'on les administrait anciennement, étaient sujètes à plusieurs autres inconvénients, dont on peut voir le détail, chapitre 8, livre II du *Traité des Maladies syphilitiques*, par Astruc. De nos jours, on ne traite point la Vénusalgie par les fumigations; mais lorsqu'on les juge indispensables, on expose les malades à la vapeur de l'alkool ou esprit-de-vin, dont on reçoit la vapeur avec un drap qui enveloppe le corps du malade, à l'exception de la tête, qu'on laisse en-dehors.

Trois jadis étaient inconnus (p. 87). Quand Fracastor composa *la Syphilis*, on ne connaissait point encore en Europe les racines de squine et de salsepareille, et le bois de sassafras, qui ont été regardés, pendant quelque temps, comme des spécifiques contre la maladie syphilitique, de même que le gaiac; mais l'expérience a démontré l'insuffisance de ces bois. Astruc (liv. II, ch. 11) conseille l'usage des quatre bois sudorifiques, qu'il appèle *tisane des bois*, 1° pour les affections syphylitiques locales qui ne font que commencer, pourvu que les malades soient d'ailleurs d'une bonne constitution à tous égards; 2° pour faire dissiper certaines douleurs qui restent quelquefois après le traitement par le mercure, et sous la même condition en ce qui concerne le tempérament des malades; 3° il regarde ce remède comme nécessaire, lorsqu'il s'agit d'une maladie syphilitique compliquée avec le vice ou scorbutique ou scrophuleux. Mais Astruc n'est point un charlatan, il veut qu'elle soit traitée d'abord par l'administration du mercure ; car il n'y a point de décoction sudorifique qui guérisse sans mercure. Les décoctions sudorifiques administrées à propos après un traitement méthodique, ne font que donner plus d'activité au mercure ; mais il ne faut pas qu'un sordide intérêt attribue à une décoction sudorifique une cure radicale qui n'est due qu'au mercure, qui agit long-temps dans le corps du malade après le traitement.

De Fracastor Muse divine (p. 88). Ma Muse n'a fait qu'imiter de Fracastor le charmant épisode de la découverte du gaïac. Le gaïac porte depuis long-temps le nom de *bois saint*, qui lui a été donné à cause de ses grandes vertus. Astruc, dans son traité, liv. II, ch. 6, soutient, d'après plusieurs anciens auteurs, que le gaïac doit être distingué du *bois saint*, quoique ces deux bois ayent de grandes ressemblances entre eux. On nous a d'abord apporté le gaïac de l'île de Saint-Domingue; il croît dans la plupart des îles Antilles, et dans toute la partie de l'Amérique qui est sous la zone torride. Les naturels du pays lui donnent le nom d'*hyacan* ou d'*huyacan*, dont les Européens ont fait celui de gaïac. Ce végétal ne peut produire dans nos climats d'aussi bons effets, outre qu'il perd nécessairement de sa qualité dans le transport. Son effet en France n'est pas meilleur que celui des autres bois sudorifiques.

Vous expiez les noirs forfaits (p. 89). Bonaparte est l'instrument de vengeance dont un dieu juste s'est servi pour punir les Espagnols des horreurs commises par leurs ancêtres dans le Mexique et le Pérou.

Fracastor va vous en instruire (p. 90). Histoire de Syphilus, berger d'Alcinous, imitée de Fracastor.

Un jeune berger, Syphilus (p. 90). C'est ce berger qui a donné son nom à la syphilis ou Vénusalgie.

Un chien, un bélier, un taureau (p. 92). Cette idée de Fracastor est on ne peut pas plus ingénieuse. On sait que le bélier et le taureau sont deux signes du zodiaque, et qu'Apollon, chassé du ciel, se retira chez Admète, roi de Thessalie, dont il garda les troupeaux; ce qui l'a fait honorer comme le dieu des bergers. Syphilus insulte au soleil, au dieu des bergers, l'accuse de jalousie, et lui dit : « Je suis » le pasteur de mille génisses, et d'au» tant de brebis d'une blancheur écla» tante; vous avez à peine un taureau, » un bélier dans le ciel, et, si j'en crois » la renommée, un chien pour garder ce » grand troupeau. »

Mihi mille nivis candore juvencæ,
Mille mihi pascuntur oves : vix est tibi taurus
Unus, vix aries cœlo (si vera feruntur)
Unus, et armenti custos canis arida tanti.

Il donne aux rayons de son signe (p. 94). Le signe du cancer, dans lequel le soleil se trouvait pendant l'ardente canicule.

Sachons mêler à l'agréable (p. 98). *Utile dulci* fut toujours ma devise.

Il ne peut convenir qu'aux dieux (p 98). Le mercure fut jusqu'à ce jour le vrai spécifique de la Vénusalgie, mais combiné avec l'oxigène, comme nous le démontrerons dans le *Tableau thérapeutique* de cet ouvrage.

Ne tourne en salivation (p. 99). La salivation, très-pénible et très-désagréable pour les malades, n'est pas nécessaire pour la guérison de la Vénusalgie. Au contraire, un praticien sage évitera avec soin ce mode de traitement, recommandé par plusieurs auteurs modernes, et dont le moindre inconvénient est d'ébranler dans leurs alvéoles les dents, sans lesquelles il ne peut y avoir ni beauté ni santé; car la première digestion se fait dans la bouche, et elle ne peut avoir lieu sans le secours des dents. Il faut se précautionner contre l'augmentation de sécrétion dans les glandes salivaires, en faisant prendre aux malades un léger purgatif, lequel précipite le mercure et prévient le ptyalisme ou salivation.

Un conseiller-d'état à vie (p. 99), qui est mort étouffé par les serpents de l'envie, dans l'ivresse de l'ambition, me rappèle une épitaphe d'un mari sur la tombe de son épouse :

Ci gît ma femme. Ah! qu'elle est bien,
Pour son repos et pour le mien!

Cite un exemple mémorable (p. 99). F** rapporte un exemple du danger des vapeurs ou exhalaisons du mercure dans les mines, ainsi que dans les ateliers ou laboratoires de chimie. Il s'agit d'un doreur sur métaux, qui travaillait dans une chambre basse, où il couchait avec sa femme et ses enfants. Ayant pris trop peu de précautions contre les vapeurs mercurielles, il lui vint d'abord des ulcères à la bouche; il ne pouvait ni parler ni avaler, sans éprouver les douleurs les plus aigües. A ces premiers accidents se joignit un tremblement universel très-violent, qui attaqua d'abord ses mains, puis tout son corps; il fut obligé de rester dans un fauteuil, sans pouvoir faire un pas; agité de mouvements convulsifs perpétuels, il ne pouvait ni parler, ni porter ses mains à sa bouche; on était obligé de le faire manger, et il n'avalait que par une déglutition convulsive, qui cent fois manqua de le suffoquer. Sa femme eut à-peu-près les mêmes symptômes.

En un sel âcre et corrosif (p. 99). Le muriate oxigéné de mercure, ou sublimé corrosif.

Son effet devient plus actif (p. 99). C'est la préparation de mercure la plus active et la plus âcre : à trop faible dose, elle est inutile ; à dose suffisante, elle est dangereuse.

Dans tous les lieux, dans tous les temps (p. 100). Toutes les tisanes, toutes les décoctions dites *anti-syphilitiques*, de tous les charlatans passés, présents et à venir, sont composées de bois sudorifiques, d'un purgatif, et de quelques grains de muriate oxigéné de mercure. Il n'y a que celle du docteur P*** qui ne renferme point de mercure, et qui guérit les caries, les exostoses, on ne sait trop comment.

Que vend la docte faculté (p. 100). La ci-devant faculté de médecine de Paris a composé, approuvé et mis en vente le rob anti-syphilitique de l'*Infecteur*. Dans la quatrième partie de cet ouvrage, je donnerai l'histoire de ce remède secret, dont les vendeurs, les prôneurs et les distributeurs vont faire leurs visites domiciliaires, en grand costume, chez les petits charlatans non patentés.

Quand du mal on connaît la cause (p. 101). *Ille solus morbum curavit, qui ejus causam agnovit ; nosse enim causam morbi est nosse arcanum.* HALLER.

De génie à très forte dose (p. 101). Cet ingrédient n'entra jamais dans les tisanes et les décoctions des Callac, des Cuisinier, des Saint-Romain, des *Infecteurs*, pas même dans celle des P***.

TABLEAU
HISTORIQUE
DE LA VÉNUSALGIE.

Si la Vénusalgie a l'origine que je lui assigne le premier, cette maladie a dû exister dans tous les temps et dans tous les lieux où le libertinage et l'intempérance ont établi leur empire.

Si la Vénusalgie a l'origine que je lui attribue, cette maladie doit avoir autant de noms qu'elle a infecté de pays différents, à l'aide des voyages, des caravanes, des pélerinages, des croisades, des armées qui ont dû la propager tour-à-tour. Paris peut, de nos jours, en fournir la preuve incontestable.

Si la Vénusalgie a l'origine que je lui donne, cette maladie a dû être terrible dans le principe, et se civiliser par degrés, à mesure que le besoin, père de l'industrie, ou l'art, ont trouvé des ressources pour triompher de sa malignité.

Enfin, si la Vénusalgie a l'origine, la cause et les effets que je viens d'établir, l'Europe a dû être la dernière des quatre parties du monde infectée de ce fléau, que les contrées brûlantes ont éprouvé les premières, parce que le physique influant nécessairement sur le moral, le libertinage et l'intempérance, enfants de Vénus et de Bacchus, ont dû naître plutôt sous la zone torride que sous les zones tempérées, et arriver à pas lents des zones tempérées aux zones glaciales. Or, c'est ce que je vais démontrer, le flambeau de l'histoire à la main.

Et d'abord, à quelle histoire aurons-nous recours, pour débrouiller ce chaos, pour sortir de ce labyrinthe inextricable, où tant d'auteurs se sont égarés?

Nous imiterons, dans ce choix, la conduite du voyageur prudent, qui, pour embrasser d'un seul coup-d'œil la vaste étendue du pays qu'il se propose de parcourir, gagne le sommet de la montagne la plus élevée, et, le télescope en main, parcourt de l'œil les plages les plus lointaines.

L'histoire la plus sublime, qui embrasse le plus de siècles, est celle qu'on attribue à Moïse, et qui nous a été transmise par le peuple juif. J'ouvre donc les annales sacrées, et voici ce que j'y lis, au livre qui a pour titre *le Lévitique*, chap. XV, verset II et suivants:

II. *Vir qui patitur fluxum seminis immundus erit.*

III *Et tunc judicabitur huic vitio subjacere, cum per singula momenta adhæ-*

serit carni ejus, atque consecraverit fœdus humor.

IV. *Omne stratum in quo dormierit, immundum erit et ubicunque sederit.*

V. *Si quis hominum tetigerit lectum ejus, lavabit vestimenta sua.*

VI. *Si sederit ubi ille sederat et ipse lavabit vestimenta sua, et ipse lotus aquâ, immundus erit usque ad vesperum.*

VII. *Qui tetigerit carnem ejus lavabit vestimenta sua, et ipse lotus aquâ immundus erit usque ad vesperum.*

VIII. *Si salivam hujusce modi homo jecerit super eum qui mundus est, lavabit vestimenta sua et lotus aquâ immundus erit usque ad vesperum.*

IX. *Sagma super quod sederit immundum erit.*

X. *Et quidquid sub eo fuerit qui fluxum seminis patitur, pollutum erit usque ad vesperum.*

XI. *Omnis quem tetigerit qui talis est,*

non lotis antè manibus, lavabit vestimenta sua; et lotus aquâ, immundus erit usque ad vesperum.

XII. *Vas fictile quod tetigerit confringetur, vas autem ligneum lavabitur aquâ.*

XIII. *Si sanatus fuerit qui hujusce modi sustinet passionem, numerabit septem dies post emundationem suî, et lotis vestibus et loto corpore in aquis viventibus, erit mundus.*

Moïse, prudent et sage législateur, oblige à des lotions fréquentes, et très-dispendieuses dans un pays où l'eau était précieuse par sa rareté, tous ceux qui coucheront dans le lit d'un malade atteint de la Vénusalgie, qui s'asseoiront où il se sera assis, qui le toucheront même du bout du doigt, ou qui auront été atteints par sa salive. Un vase de terre sera brisé, plutôt que de servir à l'usage d'une personne saine. Moïse voulait par-là inspirer un juste effroi de cette maladie, sans insulter aux malheureux qui en étaient atteints. Il imposait aux lévites, prêtres des juifs, le devoir de représenter aux enfants d'Israèl le danger d'une maladie qui pouvait devenir mortelle. *Docebitis ergo filios Israël, ut caveant immunditiem, et non moriantur in sordibus suis.*

L'écoulement vénusalgique, *fluxus seminis*, se guérissait chez les Juifs comme chez nous, mais le malade n'était admis à la société de ses semblables qu'après une épreuve de sept jours, ainsi qu'on peut s'en convaincre par l'article XIII : *Si sanatus fuerit*, etc.

La circoncision était encore, chez les Juifs, une loi sage de Moise pour maintenir la propreté entre le gland et le prépuce, pour empêcher le virus vénusalgique d'y causer des ulcères par un trop long séjour; ou pour pouvoir les panser plus aisément, lorsqu'il en survenait dans cette partie; enfin pour éviter le phymosis.

Il y a des praticiens qui ne voyent rien dans la maladie de Job qui s'applique à la Vénusalgie. Pour moi j'y vois, avec Calmet, un corps couvert d'ulcères dégoûtantes, exhalant une odeur cadavéreuse qui le force à fuir la société des hommes, et à attendre sur un fumier la fin lente et douloureuse de la Vénusalgie, la mort.

Il y a des praticiens qui voyent à peine un écoulement virulent et lépreux dans ce passage sur la maladie de David : *Cadat super caput Joab et super universam domum patris ejus, nec deficiat, de domo Joab fluens et leprosus* (cap. 11, vers. 7). Le bon roi David pouvait-il ne souhaiter à toute la famille de Joab qu'un écoulement, quand il sentait lui-même tout le feu de la Vénusalgie pénétrer jusqu'à la moelle de ses os?

Voilà donc la Vénusalgie bien connue des enfants d'Israël, sous le nom de *lèpre noire* ou *éléphantiasis*. Il paraît qu'on donnait ce nom à la maladie de Vénus, lorsqu'elle rendait la peau semblable à celle de l'éléphant. La Vénusalgie portée au plus haut degré de malignité, était designée chez les Juifs par le nom de *judham* ou *juzam*. Cette maladie terrible est comparée par le prophète aux ravages causés par le lion. *Fuyez*, dit-il, *la personne affligée de la judham, comme vous fuiriez un lion.*

Un rabin très-instruit, qui avait fait deux fois le voyage dans la Perse, avec lequel je passai deux mois aux bains de Bade en 1805, m'assura que la Vénusalgie existait en Perse depuis un temps immémorial, sous le nom de *feu-persan*, et que l'usage du mercure y était connu. On employait aussi les sudorifiques, lorsque la maladie était récente.

Dans l'Indostan, la Vénusalgie porte le nom de *khorah*.

Les Grecs la désignaient sous le nom de *leontiasis*, bien plus à raison des ravages affreux qu'elle causait, qu'à cause de l'air féroce qu'on prétend faussement qu'elle donne au visage du malade qui en est atteint.

Il est bien constant que la Vénusalgie était connue dans l'Inde, et qu'on la traitait par le mercure et les sudorifiques.

La maladie de Vénus a été connue en Afrique avant de l'être en Asie, sous la dénomination de *yaws*, ce qui a donné lieu à Sydenham et à plusieurs autres médecins, de penser qu'elle venait originairement d'Afrique plutôt que d'Amérique, parce que le *yaws* avait une ressemblance frappante avec la Vénusalgie d'Europe au quinzième siècle; mais la maladie de Vénus était déjà naturalisée en France dès le quatorzième siècle.

Astruc rapporte les statuts du lieu de débauche d'Avignon, lesquels ont été faits en 1347, par la reine Jeanne Ire, et dans lesquels nous trouvons, entre autres réglements, l'article 4 ainsi conçu : « *La reine veut que, tous les samedis, la baillive et un chirurgien préposé par les consuls, visitent chaque courtisane; et s'il s'en trouve quelqu'une qui soit gâtée pour avoir contracté le mal provenant de paillardise, qu'elle soit séparée des autres, pour demeurer à part, afin qu'elle ne puisse point s'abandonner, et qu'on évite le mal que la jeunesse pourrait prendre.*

Christophe Colomb découvrit l'Amérique, et revint de son premier voyage en 1493; il n'a donc pas apporté de cette île la maladie de Vénus, qui existait depuis long-temps en France, et qui y devenait tous les jours plus funeste, puisqu'il paraît même que la sagesse de la souveraine n'allait pas jusqu'à faire traiter les malades qui en étaient atteints, mais seulement à les séparer des personnes saines, ce qui était insuffisant pour la sûreté publique.

Voilà donc la Vénusalgie connue sous différents noms, du Gange jusqu'à la Seine, avant l'expédition des Génois et des Espagnols pour le Nouveau-Monde. Voyons maintenant si cette maladie a été connue par les médecins avant la découverte de l'Ile-Espagnole, aujourd'hui Saint-Domingue.

Presque tous les médecins grecs font mention des maladies génitales de l'un et de l'autre sexe, après le coït avec une femme infectée. Ce serait faire un vain étalage d'érudition, que de citer ici les passages des auteurs grecs, quand nous avons déjà dit que la *leontiasis* des Grecs était la judham des Arabes, le korah des Indiens.

Ainsi, il est plus que probable que la Vénusalgie, la judham, le korah, le feu-persan, la *leontiasis*, la yaws des Africains, l'épian ou pian des îles Antilles, le mal de Naples, le mal-français, las bubas des Espagnols, le *morbus pestiferus*, la peste inguinale, le mal-anglais de la baie Saint-Paul, la sibbens ou siwin des Ecossais, la *variola amboïnensis*, l'ulcère universel de Paul d'Egyne, le *scorra pestilentialis*, le mal de chicot, la grande gorre. la *framboësia*, sont autant de termes synonymes pour désigner la maladie de Vénus, qui a pris naissance chez tous les peuples, et qui s'est propagée du midi au nord, de l'orient au couchant, comme je l'ai déjà dit, par les voyages, les caravanes et les guerres.

Que penser, après cela, des écrivains qui prétendent que la maladie de Vénus a pris son origine en Afrique, d'un homme qui, après avoir eu un coït avec un animal quadrupède, avait cohabité avec une femme, et lui avait ainsi communiqué ce mal?

Que penser, après cela, de l'opinion d'un auteur moderne, qui avance qu'il est incertain si la maladie syphilitique actuelle a été connue chez les Grecs et chez les Romains, quand il convient lui-même qu'elle est connue depuis un temps immémorial dans le Thibet, l'Indostan et la Perse?

Enfin, que penser de tant d'auteurs qui soutiènent que la Vénusalgie a été apportée d'Amérique en Europe par Christophe Colomb, quand il est constant que, plus d'un siècle avant la découverte du Nouveau-Monde, une souveraine avait fait à Avignon de sages réglements pour empêcher la propagation de cette maladie, dont les symptômes devenaient de jour en jour plus effrayants, par le défaut absolu de traitement?

Il faut, ce me semble, conclure de cette diversité d'opinions contradictoires, qu'aucun auteur encore ne s'était douté de la véritable origine de la Vénusalgie, qui, dans tous les pays, est née du libertinage et de l'intempérance; que, dans tous les pays, elle a fait des ravages affreux, avant qu'on eût trouvé des remèdes efficaces pour la combattre; enfin, que cette maladie, si terrible en France à l'époque de la découverte de l'Amérique, est aujourd'hui une des maladies dont la guérison est infaillible, puisque je me flatte d'en connaître l'origine, la cause et le remède. Mais poursuivons.

Juvénal et Martial parlent, dans leurs satires, des excroissances et des ulcères des parties génitales, *marisca, ficus, ulcus acre, pustulæ lucentes, sordidi lichenes*, comme de maladies communiquées par un coït impur.

Dioscoride parle de *rhagades, condylomata, maligna ulcera vulvæ, tubercula genitalium, et vulvæ exulcerationes*, etc.

Galien fait mention de *phymosis, para-*

phymosis, rhagades, condylomata, bubones, phymata purulenta, acrochordones, thymi, myrmeciæ ad inguina, tubercula in pudendis, ulcus testiculorum, etc.

« S'il arrive un ulcère dans l'urètre, dit Paul d'Egyne, on peut le connaître par l'écoulement d'une matière purulente ou du sang que le malade perd sans uriner. » Dès le treizième siècle, Lanfranc et Salicet ont parlé de pustules, d'ulcères, de chancres du gland, qui paraissaient *post coitum cum muliere fœdâ.... Propter decubitum cum muliere fœdâ.*

Bekée rapporte deux passages remarquables des statuts anglais pour la police des mauvais lieux. L'un, de 1163, dit *que nul concierge ne doit garder de femme qui ait la maladie dangereuse de la brûlure*. Celui de 1430 prononce une amende très-forte contre le concierge qui tiendrait dans sa maison des femmes ayant cette maladie abominable (*malum nefandum*), là brûlure.

« Il n'y a donc point de doute, dit un » auteur moderne, que les gonorrhées, » les chancres, les verrues, les condylo- » mes, les bubons, etc., n'ayent existé » chez les différents peuples de la terre, » depuis un temps immémorial; mais » quelle était la source, quelles étaient » les causes de ces maladies? quel est le » virus ou l'acrimonie qui avait produit » ces blennorrhagies, ces ulcères, ces tu- » meurs des glandes inguinales? Les au- » teurs anciens et modernes nous ont » laissés à cet égard dans une ignorance » profonde. »

Vous demandez la source des symptômes vénusalgiques? Ces mots : *Post coïtum cum muliere fœdâ... Propter decubitum cum muliere fœdâ*, expliquent assez, ce me semble, la source de la Vénusalgie. Quant à sa cause, elle n'a pas été mieux connue des anciens et des modernes, que l'origine de cette maladie.

« Si tout virus, ou quelque acrimonie » que ce soit, appliqué à quelque partie » quelconque, peut et doit, selon les lois » constantes et générales de l'économie » animale, y produire une irritation, » une inflammation, et en conséquence » une secrétion plus abondante de mucus, » c'est-à-dire un écoulement, » pourquoi, dans l'origine, le mélange de plusieurs semences, leur séjour plus ou moins long, leur fermentation, leur âcreté, dans les innombrables replis du vagin, organe humide et chaud, ne produiraient-ils pas, à l'aide des frottements réitérés, une inflammation, une acrimonie vénusalgique, laquelle, portée dans tout le système lymphatique par les vaisseaux absorbants, produit ensuite les symptômes les plus affreux? Et telle est, en effet, la cause d'une maladie qui, née chez tous les peuples du libertinage et de l'intempérance, s'est propagée ensuite chez toutes les nations à l'aide du coït ou commerce charnel d'une femme infectée avec un homme sain, ou d'un homme gâté avec une femme saine.

Nous voici arrivés à l'époque où la Vénusalgie fit son explosion en France. Je dis, fit son explosion, parce que lors de l'expédition de Charles VIII, roi de France, en 1494 et 1495, pour la conquête du royaume de Naples, et celle de Christophe Colomb pour la découverte de l'Amérique en 1492, il y avait cent quarante-cinq ans que la reine Jeanne Ire avait fait des réglements pour la maison de débauche d'Avignon (*De Disciplinâ lupanaris publici Avenionensis*); et les statuts de cette maison prouvent qu'on se contentait de séparer les personnes infectées des personnes saines, mais qu'on ne s'occupait point des moyens de les guérir.

Ainsi la Vénusalgie devenait de jour en jour plus terrible ; aussi comptait-on en France, lors de la découverte du Nouveau-Monde, une quantité prodigieuse de maisons destinées à recevoir les personnes atteintes de la Vénusalgie, maladie qui portait alors le nom de *lèpre*. J'ai visité à Milan, à un quart de lieue de la Porte-Orientale, un édifice public immense, destiné au quatorzième siècle à recevoir les malades atteints du mal syphilitique, parce qu'on croyait à cette époque que cette maladie contagieuse se communiquait autrement que par le coït : dela vient que les médecins qui l'ont décrite, l'ont appelée maladie pestilentielle, *scorra pestilentialis*, *morbus pestiferus*, *pestis inguinaria*, non seulement parce qu'elle se communiquait avec une étonnante rapidité par l'atmosphère, par les vêtements, par la cohabitation dans le même lit, ou par tout autre contact immédiat d'une personne infectée, mais encore parce qu'elle devenait fatale à un très-grand nombre de malades.

Fracastor, l'un des plus grands médecins de son temps dit que, quoique les époques de la découverte de l'Amérique et de l'expédition de Charles VIII dans le royaume de Naples, coïncident avec les ravages de la maladie syphilitique en Espagne et en France, il n'est pas vraisemblable que la Vénusalgie se soit répandue si promptement en France, en Italie, en Allemagne, en Hongrie, en Pologne; et en effet, rien ne prouve tant que la Vénusalgie est endémique partout où la débauche et l'intempérance ont corrompu les mœurs, que les différents noms que cette maladie a eus chez chaque nation, et les assertions peu fondées des Napolitains, des Espagnols et des Français, qui se sont accusés mutuellement de s'être donné une maladie dont l'existence antérieure à l'époque des guerres d'Italie et des premiers voyages en Amérique, est démontrée par des faits incontestables.

Voici la description que Fracastor fait de la Vénusalgie dans son beau poème latin, *la Syphilis*, en 1521 :

« Tout le corps aussitôt est criblé par
» les pointes subtiles du virus. Le visage
» et la poitrine sont d'une difformité af-
» freuse; et par un effet particulier de
» cette maladie, il se forme des pustules
» semblables à de petites glandes, rem-
» plies d'une matière âcre et épaisse, qui,
» venant peu-à-peu à crever, laissent cou-
» ler un pus glutineux, mêlé d'un sang
» corrompu. Bien plus, ce mal pénètre
» profondément dans le corps et le con-
» sume misérablement. Nous avons vu
» souvent des malades dont les membres,
» dépouillés de chair, n'offraient à la vue
» que des os hideux; leur bouche, rongée

» par des ulcères, était devenue béante,
» et leur gosier ne rendait plus que des
» sons frêles. Ce mal a coutume de ré-
» pandre par tout le corps une humeur
» qui se durcit, et forme une espèce de
» callosité. »

Protinus informes totum per corpus achores
Rumpebant; species morbi nova; pustula summæ
Glandis ad effigiem, et pituitâ marcida pingui:
Tempore quæ multo non post adaperta dehiscens
Mucosâ multum sanie, taboque fluebat.
Quin etiam erodens altè, et se funditus abdens,
Corpora pascebat miserè; nam sæpiùs ipsi
Carne suâ exutos artus, squallentiaque ossa
Vidimus, et fœdo rosa ora dehiscere hiatu,
Ora, atque exiles reddentia guttura voces.
Ut sæpè aut cerasis, aut phyllidis arbore tristi
Vidistis pinguem ex udis manare liquorem
Corticibus, mox in lentum durescere gummi.
Haud secùs ac sub labe solet per corpora mucor
Diffluere; hinc demum in turpem concrescere callum.

SYPHILIS, *lib.* I.

Jean le Maire, poète français, né en

1473 et mort en 1524, décrit ainsi la syphilis :

Mais en la fin, quand le venin fut meur,
Il leur naissait de gros boutons sans fleur,
Si très-hideux, si laids et si énormes,
Qu'on ne vit onc visages si difformes,
Ne onc ne reçut si très-mortelle injure
Nature humaine en sa belle figure.
Au front, au col, au menton et au nez,
Onc ne vit-on tant de gens boutonnez ;
Mais le commun, quand il la rencontra,
La nommait *gorre* ou la *vérole grosse*,
Qui n'épargnait ni couronne ni crosse.
Pocques l'ont dit les Flamands, les Picards ;
Le *mal-français* la nomment les Lombards ;
Si a encor d'autres noms plus de quatre :
Les Allemands l'appellent *grosse blatte*,
Les Espagnols la *baun* l'ont nommée.

J'ai guéri plus de dix à douze personnes dans une petite commune appelée Périgny, canton de Pontaillier, département de la Côte-d'Or, et tous les malades infectés de la Vénusalgie désignaient cette maladie sous le nom de *pocques*. Je fus fort surpris lorsque je retrouvai cette dénomination de la Vénusalgie dans un village aux rives de la Saône. C'est sans doute quelque Flamand ou quelque Picard établi dans cette commune, qui originairement a donné ce nom à la Vénusalgie, dont les matelots de la Saône y entretiènent commerce.

« En comparant les observations, dit
» un auteur moderne, il me paraît évi-
» dent que la maladie syphilitique, au
» commencement de son apparition jus-
» qu'en l'an 1524, était, dans sa nature
» et dans tous ses effets ou symptômes,
» beaucoup plus ressemblante à l'yaws
» des Africains, au sibbens des Ecossais,
» et à la nouvelle maladie du Canada,
» qu'à la maladie syphilitique mitigée
» telle que nous la voyons aujourd'hui
» en Europe. »

En comparant les observations, il me

paraît, au contraire, aux dénominations près, que la Vénusalgie a eu la même origine, la même cause, les mêmes effets chez tous les peuples; que cette peste a été produite chez tous les peuples par l'abus du coït, contre le vœu de la nature, qui, ayant créé un nombre de femmes égal à celui des hommes, a dû venger dans sa sagesse l'infraction de cette loi gravée dans le cœur humain, en punissant les coupables par les parties mêmes qui avaient péché : *Per quæ peccavimus, per ea punimur.*

La Vénusalgie ayant donc eu la même origine chez tous les peuples, a eu chez tous les mêmes symptômes, les mêmes progrès, la même destinée. Terrible dans le principe, parce qu'elle était abandonnée à elle-même, delà les dénominations de feu-persan, de brûlure, de combustion, de mortification des parties génitales. Dans tous les pays on a proscrit les malades, parce qu'on a cru cette maladie contagieuse par l'inspiration, le contact des vêtements, de la salive des pestiférés. Chez tous les peuples, les végétaux et les minéraux ont été administrés aux malades de Vénus; et enfin la Vénusalgie, traitée régulièrement, s'est mitigée peu-à-peu et par degrés en Afrique, en Asie, en Amérique, en Europe, où elle a pénétré plus tard, à raison de la température du climat, qui y rend les passions moins vives que dans les autres parties du monde.

« Il est difficile, ajoute le même auteur, » et peut-être tout-à-fait impossible de » fixer l'année précise à laquelle cette » terrible maladie s'est manifestée pour » la première fois en Europe. Cependant, » d'après les autorités dont nous parle- » rons tout-à-l'heure, il y a un grand de- » gré de probabilité que cette maladie a » paru vers l'an 1483 ou 1484, et qu'elle » a commencé à se répandre générale-

» ment, surtout en Italie, et bientôt après » en France, dans les années 1493, 1494 » et 1495, à la manière d'une maladie » épidémique si contagieuse, qu'on la » regardait comme pestilentielle, et qu'il » en mourait beaucoup de monde. »

Je me plais à citer ces passages, tirés du *Traité complet sur les Maladies syphylitiques ou vénériennes*, publié en 1805, parce qu'ils prouvent que l'auteur de cet ouvrage *ex professo*, qui a eu la générosité d'abandonner sa patrie pour venir apprendre aux médecins français à traiter les maladies syphylitiques (quoiqu'il n'y en ait qu'une), ne connaissait lui-même, en 1805, ni l'origine, ni la cause, ni le véritable traitement de la Vénusalgie.

Nous ne pouvons d'ailleurs accorder ce dernier passage de l'auteur cité, avec le réglement pris par la reine Jeanne Ire au sujet du lieu de débauche d'Avignon, en

1347. Nous pouvons encore moins accorder l'auteur avec lui même, puisque, après avoir cité ce réglement consigné dans son Traité complet, d'après Astruc, l'auteur moderne ajoute :

« Voilà non seulement un fait positif » et très-instructif pour les médecins, » mais en même temps, de la part d'une » souveraine, un soin pour la santé pu- » blique, qui ferait honneur aux législa- » teurs du siècle le plus éclairé. »

Si un fait aussi authentique, passé en 1347, paraît à l'auteur du Traité complet *positif et très instructif*, pourquoi dit-il qu'*il y a un grand degré de probabilité que cette maladie a commencé à se répandre généralement, surtout en Italie, et bientôt en France, dans les années* 1493, 1494 *et* 1495? Si les deux passages remarquables des statuts anglais pour la police des mauvais lieux, l'un de 1163 et l'autre de 1430, rapportés par Beckée, sont vrais, pourquoi l'auteur du Traité complet ne fait-il débarquer la Vénusalgie en Europe que dans l'année 1493?

« Enfin, on ne sait pas encore, dit l'auteur du Traité complet, comment et » dans quel endroit ce virus (syphilitique) a pris naissance; s'il a été importé » en Europe d'une autre partie du globe, » ou s'il y a été engendré par quelque » cause générale et inconnue. L'occasion » de discuter un peu plus profondément » qu'on ne l'a encore fait cette matière » intéressante, mais obscure et embrouillée, se présente ici, surtout depuis que » le docteur Hensler a dirigé sur elle cet » esprit de recherches qui le rend si supérieur à ceux qui l'ont précédé. »

Je ne connais point l'ouvrage du docteur Hensler, ni sa supériorité sur ceux qui l'ont précédé. Il paraît seulement que ses vastes recherches n'ont pu dissiper les nuages que cette matière *obscure et em-*

brouillée tient suspendus dans l'esprit de l'auteur du Traité complet.

Pour moi, je crois avoir démontré, jusqu'à l'évidence, l'origine et la cause de la maladie de Vénus, pour tout médecin observateur et doué de quelque étincelle de génie. Je n'ajouterai donc qu'un mot à ce premier tableau de la Vénusalgie : c'est que la maladie de Vénus ne respecte ni tiare, ni couronne, ni crosse, comme l'a dit très-plaisamment le poète le Maire.

Je crois donc que, dans le principe, tant que la Vénusalgie chez tous les peuples ne rongea que la canaille crapuleuse, l'art laissa à la police le soin de séquestrer ces pestiférés de la société de leurs semblables. Delà l'établissement de tant de maladreries pour ces lépreux infects et dégoûtants ; mais à mesure que le libertinage et la corruption des mœurs vinrent infecter les palais des grands, souverains et prélats, la qualité, la fortune et le rang des malades durent stimuler le génie et la cupidité des médecins, qui cherchèrent dans leur art des ressources contre ce fléau dégoûtant et dépopulateur.

L'époque de la découverte du Nouveau-Monde n'est donc pas, à mon avis, celle de la première apparition de la Vénusalgie en France, mais celle de l'explosion de cette maladie, qui couvait en France depuis plusieurs siècles; explosion qui n'eut lieu qu'à l'époque où les monarques français, et notamment François Ier, et les bons Pères du concile de Trente, en furent atteints, pour le bonheur de la nation française.

TABLEAU

PATHOLOGIQUE

DE LA VÉNUSALGIE.

J'ai démontré, jusqu'à l'évidence, que l'opération césarienne est fille du crime et de l'ignorance; et cette assertion, dans le principe, arma contre moi des légions d'ignorants, sortis des écoles de Saint-Côme. Je vis à leur voix les poignards du fanatisme dirigés contre moi par cette horde de faux dévots, à qui les césariens et les symphisiens avaient persuadé que j'allais renverser de fond en comble la religion catholique, apostolique et romaine, en privant leurs jeunes césars de la grâce du saint baptême.

Je me suis soustrait pendant quelques années à la fureur de l'ignorance et du fanatisme, non par crainte, mais pour hâter le triomphe de la vérité. Le Dieu de toute vérité a, durant mon absence, frappé d'une mort soudaine mes ennemis les plus acharnés. Le doute a succédé à l'erreur, et le silence majestueux qui règne autour de moi semble m'annoncer que *la Science des Accouchements*, que je vais publier (*), affranchira les générations futures de la pratique d'une opération inutile, féroce, immorale et dépopulatrice.

Cependant, loin de ma patrie, loin de mes enfants, attendant avec impatience que l'heure de la vérité fût sonnée, interrogeant les savants et les charlatans de tous les pays que je parcourais, je me

(*) Cet ouvrage, en deux volumes in-8°, est actuellement sous presse chez M. C. F. Patris, imprimeur-libraire, rue de la Colombe, n° 4.

disais souvent à moi-même : Ne pourrais-je pas apporter en France une vérité nouvelle, en lui révélant l'origine, la cause et le traitement de la Vénusalgie, en proie à tant de charlatans blanchisseurs, qui font payer au poids de l'or leurs lessives mercurielles, et qui, tels que les corbeaux qui se nourrissent de cadavres, ne vivent que de chancres, de bubons syphilitiques, de poireaux, de verrues, de crêtes, de fics, de mûres, de fraises, de choux fleurs, de pustules, de ragades, de condylômes, d'exostoses, d'écoulements virulents, de phymosis, de paraphymosis, de chaudes-pisses tombées dans les bourses, etc.? Mais quoi! déjà je vois tous les marchands de rob, de décoctions, de tisanes, de pillules, de dragées, de poudres anti vénériennes, courir après moi, m'assaillir d'injures, me charger d'imprécations, sans en excepter quelques graves docteurs de la ci-devant saluberrime faculté de Paris, qui partagent avec les *Infecteurs* le bénéfice du rob anti-syphilitique, dont je dirai bientôt l'origine, la cause et les vertus.

Mais qu'importe! je ne suis pas homme à m'épouvanter des criailleries de quelques charlatans; et tant qu'il me restera un souffle de vie, je combattrai pour la vérité.

J'entreprends donc de prouver que la nature a dû punir de tous les symptômes de la Vénusalgie, les hommes qui, se livrant au torrent de leurs passions, ont employé tous les moyens de séduction pour entraîner dans l'abîme de la débauche la plus effrénée, un sexe timide, modeste, dont la pudeur est le plus bel ornement. Aussi la nature, toujours admirable dans sa sagesse, a-t-elle puni l'homme plus sévèrement que la femme des suites du libertinage, puisque la Vénusalgie fait beaucoup moins de ravages chez les femmes que chez les hommes, et qu'elle est beaucoup plus douloureuse pour les hommes que pour les femmes. Et en effet, le siége primitif de la Vénusalgie chez les hommes est dans la glande prostate au col de la vessie, et dans le trajet du canal de l'urètre, beaucoup plus long, plus resserré, plus sensible, et d'un accès beaucoup plus difficile que le vagin, ce qui les expose à des cuissons, à des ardeurs d'urine, à des inflammations, à des écoulements brûlants, symptômes qui, chez les Perses et chez les Indiens, et même chez les Français au quinzième siècle, ont fait donner à la Vénusalgie le nom de feu, de brûlure. Et n'était-il pas juste que ces papillons de Vénus, qui voltigent de belle en belle, éprouvassent le même supplice que les papillons de Flore, qui, après avoir voltigé de fleur en fleur, viènent la nuit se brûler au flambeau? La nature, indulgente à l'égard du beau sexe, dont la faiblesse est moins souvent, il est vrai, la raison que l'excuse; la nature, dis-je, a ralenti chez les femmes les progrès de cette funeste maladie, en donnant tous les mois un écoulement au virus vénusalgique, lequel est entraîné avec le sang des *règles*; ce qui en diminue nécessairement la quantité et en émousse l'acrimonie. D'ailleurs, la structure des parties génitales chez les femmes est telle, qu'elles peuvent y maintenir aisément la propreté immédiatement avant et après le coit; je pourrais même leur dire à l'oreille, quel bain elles peuvent employer pour se préserver de la Vénusalgie. Aussi voit-on des courtisanes qui conservent plusieurs années leur fraîcheur et leur santé, quoique atteintes de la Vénusalgie. Cependant, malgré tous ces avantages sur notre sexe, je ne conseille point aux femmes de se familiariser avec un virus qui corrompt insensiblement la masse du sang, et dont l'amas dans le système lymphatique vient ajouter de nouveaux dangers, à cette époque de leur vie si critique par elle-même, et à laquelle cette mine fait la plus terrible explosion.

J'ai déjà fait l'énumération des symptômes de la Vénusalgie ; je vais les décrire dans le même ordre, et en offrir ainsi le tableau rapide, fidèle au précepte d'Horace : *Quidquid præcipies, esto brevis.*

La Vénusalgie est héréditaire ou acquise. La première passe des pères aux enfants, qui en sont imprégnés à leur naissance. La seconde est transmise ou par la nourrice au nourrisson, ou par le nourrisson à sa nourrice. On peut prendre la maladie de Vénus en buvant après une personne infectée, et, pour tout dire en un mot, par le contact immédiat du virus vénusalgique avec l'intérieur de la bouche, à l'aide de la langue ou des baisers, avec la verge ou le clytoris par la masturbation, en couchant avec une personne infectée. Je crois même que, chez toutes les nations, cette maladie, abandonnée à elle-même et sans traitement méthodique, a dû être contagieuse pour les personnes qui respiraient l'haleine infectée des malades, ou qui se couvraient de leurs vêtements. Mais aujourd'hui que la maladie est connue, et qu'elle a perdu de sa malignité par l'usage des remèdes anti-vénusalgiques, on rirait de pitié, si quelque personne prétendait justifier sa conduite en alléguant qu'elle a pris la maladie de toute autre manière que par le coït ou par inoculation.

En 1804, je m'inoculai moi-même involontairement la Vénusalgie, en accouchant une femme atteinte de cette maladie au plus haut degré, dans mon amphithéâtre; ce qui me dégoûta de faire des cours publics. Je vais rapporter cette observation, qui ne sera pas sans utilité pour les professeurs d'accouchements.

Je n'ai jamais eu la Vénusalgie par l'effet du coït, et je ne rougis pas d'avouer qu'en cela j'ai été plus heureux que sage, et d'autant plus heureux, que je me crois physiquement plus disposé que tout autre à être atteint de cette maladie, par la structure organique qui m'est propre, et à la faveur de laquelle je reconnaissais au *toucher* qu'une femme était infectée du virus vénusalgique. A peine avais-je introduit le doigt indicateur jusqu'à l'orifice externe de la matrice des femmes qui, trois fois par semaine, se présentaient dans mon amphithéâtre à la pratique du *toucher*, que je sentais un engourdissement qui se propageait du doigt jusqu'au coude, et souvent jusqu'à l'épaule. Comme j'avais la précaution d'enduire ma main d'un mucilage ou d'huile, je ne craignais pas d'être infecté, et je renvoyais impitoyablement les femmes atteintes de la Vénusalgie, parce qu'elles auraient pu la communiquer aux élèves qui n'auraient pas pris les mêmes précautions que moi, ou que les élèves auraient pu infecter d'autres femmes en introduisant dans le vagin le doigt chargé du virus vénusalgique.

Un jour une femme atteinte de la maladie de Vénus vint accoucher dans mon amphithéâtre. Ma sage femme la reçut en mon absence; mais l'accouchement étant devenu très-laborieux, je fus mandé. Je touchai la femme en *travail*, et je ne tardai point à m'apercevoir qu'elle était gâtée. Ce jour-là je m'étais blessé à la main, et je m'inoculai le virus vénusalgique, qui ne tarda pas à se manifester par ses effets. J'avais eu tant de fois occasion de me convaincre des dangers du mercure, que j'aurais préféré garder la maladie que de faire usage de ce remède.

Dès que mon cours fut terminé, je résolus de faire un voyage en Suisse, patrie du règne végétal, pour y chercher une plante que j'avais découverte en France, et dont j'avais éprouvé les effets les plus salutaires contre la Vénusalgie, mais qui s'y trouvait en très-petite quantité et pour ainsi dire abâtardie.

Voici à quelle occasion j'en fis la recherche. M. le chevalier de G*** ayant appris de ses malades que j'avais fait plusieurs cures que n'avaient pu opérer ses poudres jadis si célèbres, vint me prier de vouloir bien me charger de l'administration de son remède anti-syphilitique; mais les observations n'ayant point répondu à sa célébrité, je lui avouai que j'avais un végétal plus sûr et plus agréable que ses poudres. Il se fâcha, et se prévalant contre mon opinion de la réputation dont son prétendu spécifique avait joui, il m'écrivit une lettre impertinente, à laquelle je ne répondis que deux mots, qui me firent un ami de M. le chevalier; ce qui me prouva que j'avais trouvé le mot de l'énigme sur ses poudres. Ce mot, je le dirai dans le *Tableau thérapeutique* de cet ouvrage, afin de prémunir les souverains contre les charlatans qui, sans titre et sans talents, se glissent dans le sanctuaire de la médecine pour abuser de la crédulité du peuple.

Convaincu par une longue expérience des dangers du mercure, soit extérieurement, soit intérieurement, et plein de confiance en cette mère commune des humains, qui plaça toujours le remède à côté du mal, je rêvais depuis long-temps aux moyens de chercher, dans le règne végétal, un remède anti-vénusalgique que je pusse substituer au mercure. La chimie ne m'offrit aucun secours pour réussir dans mon entreprise : le feu dénature tout, et la combustion, la distillation des plantes offrent à peu de chose près les mêmes résultats. Que faire? Je m'avisai d'un moyen sur lequel je comptais peu, et qui fut cependant couronné du plus heureux succès.

Tout le monde sait que les animaux domestiques qui vivent familièrement avec nous à la campagne, n'ont ni médecin ni pharmacien, et que le seul instinct leur fait trouver les remèdes les plus propres à la guérison de leurs maladies dans le règne végétal, et que ceux d'entre eux dont l'odorat est le plus fin, sont aussi les plus aptes à la recherche, et plus heureux dans la découverte de ces médicaments. D'après cette idée, je donnai la Vénusalgie à une chienne de chasse, et ma chaste Diane fut l'innocente victime de mon amour pour la science. Avec un morceau d'éponge très fine, imbibée de virus vénusalgique, introduite bien avant dans le vagin à l'aide d'un stylet, je lui donnai la maladie avec les symptômes les plus affreux, et dans cet état, je lui faisais faire des promenades champêtres. Je ne fus pas long-temps à m'apercevoir qu'après avoir mangé pendant quelques jours du chiendent, elle s'amusait à creuser la terre à un pied de profondeur, pour en retirer une racine dont la végétation presque insensible à la surface du sol, semble en absorber à elle seule toute la substance environnante. Ma pauvre et chère Diane, devenue chaque jour plus chère à mes yeux par cette expérience, ne mangeait pas, mais dévorait cette plante avec une avidité qui fut pour moi d'abord du plus heureux présage, et dont la nourriture continuée pendant trois semaines guérit ma chère malade, et finit par l'engraisser. Mais, ô pouvoir de l'instinct! dès qu'elle fut guérie, je ne pus jamais lui en faire manger, même en la réduisant en poudre et en la mêlant avec les aliments qui avaient le plus d'attrait pour elle.

Il ne manquait à ma découverte que de faire l'expérience de ce végétal sur l'espèce humaine, et je puis assurer qu'elle a surpassé mes espérances, et que la reconnaissance publique gravera un jour sur ma tombe cette épitaphe glorieuse :

> Passant, ci gît qui ne fut rien,
> Pas même académicien ;
> Mais bon anti césarien,
> Mais bon anti-vénérien.

Cette plante, anti-vénusalgique au plus haut degré, est très-rare aux environs de Paris; ce qui me détermina à parcourir la Suisse, pour me débarrasser d'une maladie d'autant plus fâcheuse, que je l'avais prise par excès de zèle pour le bien de l'humanité. C'est dans le canton du Valais que je retrouvai cette plante, par le même moyen que j'ai déjà décrit. La nature semble l'avoir prodiguée aux malheureux habitants d'une contrée dont le crétinage est là maladie endémique. C'est le meilleur fondant que je connaisse contre le virus scrophuleux. Mais ce bienfait de la nature est inutile à un peuple qui, par un malheureux préjugé, regarde le crétinage comme une faveur spéciale de la Providence. Un médecin de Martigni, dans le Valais, avait deux enfants crétins; je lui proposai de les guérir. « Vous me rendriez un très-mauvais service, me dit-il; ces innocentes créatures sont mes dieux pénates. » La tête penchée sur l'épaule, la bouche écumante, une voix rauque, et ne laissant entendre par intervalles que des sons inarticulés, telle est la malheureuse destinée de ces êtres qui végètent tristement sur la terre, inutiles à eux-mêmes et à la société.

Je dus ma guérison prompte et radicale à la plante que j'appèlerai *Diane*, pour immortaliser l'animal à qui j'en dois la découverte. Mon traitement eut lieu dans la maison d'un émigré français, qui vit heureux au sein de l'Helvétie, et dont ma juste reconnaissance améliorera l'existence par le commerce que l'estime et l'amitié ont établi entre nous.

J'aurai occasion de parler de la diane dans le troisième et dernier tableau de cet ouvrage; celui-ci est consacré à décrire les effets ou symptômes de la Vénusalgie.

Les chancres sont de petits ulcères superficiels, entourés de callosités, remplis d'un pus épais, visqueux et tenace; ils commencent par un petit bouton de la grosseur d'un grain de millet rouge, pointu, chaud, accompagné de démangeaison. La pointe de ce bouton blanchit insensiblement, s'aplanit, et s'ouvre à la superficie pour laisser sortir une sérosité qui, rongeant les bords de l'ouverture, forme l'ulcère dont il s'agit. Les chancres se manifestent aux parties de la génération, rarement à la verge et sur les bourses, et presque toujours entre le gland et le prépuce, quelquefois sur le frein ou à côté du frein. Il en vient encore au sein, à la bouche, et au fond du palais. Dans le sexe ils occupent l'intérieur des grandes lèvres, les petites lèvres, la fosse naviculaire, et les bords du canal de l'urètre.

Les bubons ou poulains sont des tumeurs produites par l'engorgement des glandes lymphatiques des aines, des aisselles et des extrémités. Ceux qui doivent en être attaqués, ressentent d'abord une légère douleur en marchant dans les glandes, d'un côté ou des deux côtés des aines. S'il doit survenir deux bubons, le gonflement de ces glandes est sensible au toucher; bientôt leur volume augmente, sans que la peau qui les recouvre perde sa couleur naturelle.

Les poireaux sont des excroissances

longues, minces, arrondies, qui affectent les parties génitales, principalement l'intérieur du prépuce et la surface du gland dans les hommes, la surface interne des parties génitales des femmes, et le rebord externe des grandes levres; le sein et le bord de l'anus dans l'un et dans l'autre sexe. Quelquefois il en survient dans l'intérieur de la bouche et sur le bord des lèvres, mais ces cas sont rares.

Les verrues sont des excroissances plates, étendues, souvent oblongues : on les rencontre le plus souvent sur le bord des grandes lèvres et à la marge de l'*anus*, dans les femmes; les hommes en ont aussi au fondement et le long de la verge. Dans les deux sexes, elles poussent encore aux mêmes endroits que les poireaux.

Les crêtes sont des excroissances larges, flottantes, découpées en lambeaux et comme frangées Elles affectent principalement le bord des grandes et des petites lèvres, le repli des fesses, et les plis de l'*anus*. Il en survient encore à la bouche, vers la racine de la langue. On a des exemples de pareils prolongements autour du mamelon et sur le mamelon même dans les femmes. On a vu encore des cicatrices ordinaires s'élever au-dessus du niveau de la peau, et y former des crêtes par cause vénusalgique. Les parties génitales de l'homme n'en sont point exemptes.

Les fics, du mot latin *ficus*, sont des excroissances auxquelles on a donné ce nom à cause de la ressemblance de ces symptômes vénusalgiques avec la figue, parce que les fics ont un pédicule et un corps que ce pédicule soutient.

Les mûres sont des excroissances qui ont quelque ressemblance avec le fruit dont elles portent le nom.

On appèle choux-fleurs des excroissances vénusalgiques qui croissent autour du gland, et qui souvent sont très-belles. Le nom de chou fleur a été donné à cette excroissance à raison de sa conformité avec le légume de ce nom. Dans le temps que j'étais secrétaire du docteur Barthez, chancelier de la faculté de médecine de Montpellier, et conseiller à la cour des aides, ce savant médecin traitait de la Vénusalgie un étudiant, dont la verge offrait à l'observateur un phénomène aussi rare que curieux. Le gland, hors du prépuce, avait perdu sa forme naturelle; il était large et aplati, légèrement convexe, à-peu-près comme un verre de montre; cinquante-sept fraises groupées lui donnaient la figure d'un chou-fleur. Nous engageâmes ce jeune homme, M. Barthez et moi, à permettre qu'on gravât la figure de ce gland; mais une fausse honte l'empêcha de se rendre à nos désirs.

Les pustules vénusalgiques sont des boutons ovoïdes, d'un rouge pâle, qui s'élèvent en une pointe d'où suinte souvent une liqueur luisante ou visqueuse. Ces pustules s'étendent quelquefois, et forment des ulcères. Des boutons plus arrondis, en manière de cloux, poussent encore autour du front, dans l'intérieur du nez et autour de la tête; leur suppuration est abondante; ils sèchent et disparaissent aisément. Presque toujours l'une et l'autre éruption laissent après elles la trace noirâtre des pustules, même après le traitement le mieux administré. Les enfants attaqués de la Vénusalgie ont de pareilles pustules sur les cuisses, sur les bourses, à la verge, et quelquefois au visage, et sur toute l'habitude du corps.

Les condylômes sont des excroissances dures, longues, aplaties, qui viènent au bord des grandes lèvres dans les femmes; à la base du gland, sur le prépuce, chez les hommes; et à la marge de l'*anus* dans les deux sexes.

Les rhagades ou fissures sont des gerçures de la peau à l'*anus*, aux grandes lèvres, et à la paume de la main, causées par le virus vénusalgique.

L'exostose est le gonflement de la substance osseuse, qui s'élève en-dehors au-dessus du niveau du reste de l'os. L'exostose est dure ou molle : celle-ci cède à la compression du doigt et se manifeste quelquefois peu de jours après la répercussion des écoulements vénusalgiques; celle là n'a lieu qu'après une Vénusalgie ancienne et confirmée.

L'écoulement virulent consiste en une évacuation d'une matière verdâtre tirant sur le jaune, qui sort de la verge chez les hommes, et de la vulve chez les femmes. Dans l'un et dans l'autre sexe, il est accompagné de pesanteur, de chaleur, de cuisson et d'ardeur d'urine, quelquefois même de la difficulté d'uriner.

Le phymosis est le gonflement du prépuce et l'étranglement du gland qu'il recouvre, soit qu'il y ait inflammation, soit qu'il n'y ait qu'un boursoufflement œdémateux.

Le paraphymosis est formé par le gonflement du prépuce, et sa rétraction au-dessous de la couronne du gland, avec étranglement de cette partie.

On dit qu'une chaude-pisse est tombée dans les bourses, lorsque l'écoulement virulent se supprime trop prômptement, et qu'il est suivi du gonflement des testicules et des bourses, de la difficulté d'uriner et de la tension du canal de l'urètre. On appèle *corde* cet état du canal, et l'écoulement ainsi déplacé, *chaude-pisse tombée dans les bourses*.

J'ai pratiqué souvent à l'hôpital vénérien de Montpellier, sous les yeux de M. Fouquet, l'amputation de la verge gangrenée, dont la structure organique était entièrement détruite, après avoir employé inutilement tous les moyens les plus propres à arrêter la gangrène.

J'ai vu dans ce même hôpital un jeune homme, sergent au régiment de Languedoc, qui, après une marche forcée, se plaignit d'une douleur atroce au genou droit, quoique l'enflure ne fût pas considérable. Il fut soulagé en vingt-quatre heures, en exposant le genou affecté de l'arthrocèle à la vapeur d'une décoction de thym, de romarin et de sauge; l'écoulement vénusalgique que l'échauffement de la marche avait suspendu, reprit son cours, et les douleurs cessèrent.

Les malades atteints de la Vénusalgie sont sujets à la céphalalgie et à la migraine.

La consomption vénusalgique est l'amaigrissement de tout le corps, accompagné d'une fièvre lente, qui reconnaît pour cause la répercussion du virus dans quelque organe essentiel ou l'abus des remèdes.

La surdité est quelquefois produite par la suppression de l'écoulement virulent.

Les dartres forment des croûtes épaisses, d'un jaune livide, accompagnées de prurit et d'un suintement de matière sanieuse. La barbe et le menton en sont quelquefois chargés.

Les douleurs vénusalgiques attaquent la gorge, le sternum, la tête, ou seulement les parties génitales. Ces douleurs se prolongent quelquefois après le traitement le plus méthodique, et n'exigent qu'un bon régime.

Quelquefois le virus vénusalgique logé dans le sac lacrymal, fournit un écoulement semblable à celui qui sort de l'urètre, et le reflux de ce fongus de mauvais caractère produit la fistule lacrymale, qui ne cède qu'à un traitement régulier.

La lèpre vénusalgique est une éruption

de taches rouges, dures, sèches, qui démangent beaucoup. C'est la Vénusalgie dans son berceau, je veux dire telle qu'elle se montrait en Amérique, en Afrique, en Asie, et enfin en Europe, avant que l'art eût trouvé les moyens de la combattre; c'est la lépre dégénérée, qui forme la gale syphilitique.

Quelquefois la Vénusalgie est compliquée avec d'autres maladies. Ces cas exigent toute la sagacité du médecin le plus expérimenté.

Le virus vénusalgique a souvent son siége dans les narines, où il est poussé principalement par l'usage et souvent par l'abus que les malades font du vin ou des liqueurs fermentées. La matière qui découle alors des narines a beaucoup d'acrimonie et de fétidité. Si le malade ne reçoit pas à temps des secours efficaces, l'humeur attaque les os du nez et la cloison nazale, que la carie ronge. Delà la chute du nez si commune chez les femmes, et chez les deux sexes, surtout dans les grandes villes, où le libertinage est plus commun. L'abus du vin et des liqueurs aggrave aussi l'inflammation vénusalgique des narines : la diane ou plante valaisane a fait des prodiges dans ce cas.

Les maux de dents chez les vénusalgiques proviènent ou du virus même, ou de l'effet du mercure. C'est au médecin instruit à bien discerner l'une et l'autre cause, afin d'en détruire les effets.

L'ophtalmie vénusalgique demande un traitement régulier. Quelquefois elle est l'effet du mercure, qui dirige son action vers la tête. L'indication dans ce cas est de détourner le mercure des parties supérieures, à l'aide d'un doux purgatif.

Les os sont souvent le siége de la Vénusalgie, mais ils ne sont ordinairement affectés que chez les personnes qui ont eu plusieurs fois la maladie de Vénus et qui ont négligé de se faire traiter, ou qui n'ont été que *blanchis,* expression vulgaire qui désigne un traitement palliatif ou incomplet, ou mauvais. Ces affections prènent divers noms, tels que ceux de *périoste*, d'*exostose,* de *nodus,* de *gummi.*

La tuméfaction de la glande prostate est un accident très-grave dans la Vénusalgie.

Parmi les signes caractéristiques d'une Vénusalgie récente, et qui affectent plus particulièrement les parties génitales, il en est quelques-uns qui attaquent indistinctement les autres parties du corps. Ainsi l'on peut avoir des chancres, des crêtes, des poireaux, des rhagades, des condylômes à la bouche et au sein, comme aux parties génitales. Les pustules peuvent se répandre sur toute la surface de la peau, les exostoses attaquer indistinctement tous les os, les douleurs se faire sentir dans tous les membres, suivant la disposition de ces parties, et le contact qu'elles ont éprouvé dans le commerce avec des personnes infectées, soit par le coït, soit par les baisers, soit par la salivation, soit par l'allaitement, en un mot, par le contact immédiat du virus vénusalgique avec la vulve, la bouche ou la verge.

Il faut éviter prudemment de coucher dans les draps qui ont servi à une personne infectée, de boire dans le même verre, et même de se servir de ses vêtements.

TABLEAU
THÉRAPEUTIQUE
DE LA VÉNUSALGIE.

Il faut peu de remèdes à un bon médecin, et peu d'instruments à un bon chirurgien. Je ne ferai donc point ici une pharmacopée anti-vénusalgique, et encore moins une pharmacopée syphilitique (*), car mon intention n'est pas de donner, mais de guérir la syphilis. Je n'ai pas besoin de travailler pour les pharmaciens,

(*) L'auteur du *Traité complet* a fait une longue *Pharmacopée syphilitique*. Il a voulu dire sans doute *anti-syphilitique*, car son intention est de guérir la syphilis; sans cela, ses deux gros volumes seraient inutiles.

qui connaissent mieux que moi les procédés de leur état. Je ne travaille pas pour les médecins observateurs, dont je n'ambitionne que le suffrage honorable. Je ne travaille point pour les malades, qui ne peuvent se diriger eux-mêmes dans le traitement d'une maladie dont les symptômes innombrables exigent toute la sagacité du praticien le plus expérimenté. Je ne travaille que pour les jeunes médecins qui, en entrant dans la carrière, ont besoin d'un exposé simple, clair, et surtout vrai, d'une maladie dont j'indique le premier l'origine, la cause et le traitement par une méthode nouvelle, sûre, prompte, agréable et peu dispendieuse. C'est pour eux seuls que j'ai pris la plume, c'est pour eux que je vais tracer le tableau rapide des remèdes connus contre la Vénusalgie. Le génie seul peut en modifier l'emploi, dans tous les cas particuliers.

Le mercure a été regardé jusqu'à ce jour comme le remède par excellence; mais l'usage en est dangereux, et il a besoin d'être secondé dans son action par la saignée, les purgatifs, les sudorifiques, etc. Sous forme métallique, le mercure ne produirait que des effets très-funestes : il faut qu'il soit combiné avec l'oxigène, quoique l'oxigène seul ne guérisse pas toujours la Vénusalgie.

Puisque l'oxigène communique au mercure sa propriété anti-vénusalgique, retraçons ici en peu de mots ce que c'est que l'oxigène.

L'oxigene est un des plus puissants agents de la nature; il forme la partie respirable de l'air, et entre pour un tiers dans le poids de l'atmosphère. Priestley, qui l'a découvert le premier, lui a donné le nom d'air déphlogistiqué. Le gaz oxigène est invisible, inodore, élastique et pesant; sa base est le principe de l'acidité. Les propriétés chimiques qui distinguent le gaz oxigène de tout autre fluide élastique, sont de hâter la combustion des corps qui en sont susceptibles, et de favoriser la respiration des animaux.

L'atmosphère est donc composée de deux parties, savoir : de gaz azotique ou d'azote, et d'une partie de gaz oxigène ou air déphlogistiqué, suivant Priestley; d'air de feu, suivant Scheele; ou d'air pur, suivant Delamétherie.

Les corps qui brûlent et les animaux qui respirent, enlèvent continuellement le gaz oxigène de l'atmosphère, et ne lui en restituent jamais, en sorte que l'air serait bientôt épuisé de ce principe de la vie, si la nature n'avait pourvu au moyen de le renouveler à tout instant.

Le gaz oxigène qui entre dans nos poumons, s'y décompose, et en sort tout différent : il ne peut plus être respiré ; il éteint les bougies et suffoque les animaux.

C'est un autre gaz connu sous le nom d'acide carbonique. La combustion opère les mêmes phénomènes, et décompose l'air atmosphérique en lui enlevant le gaz oxigène.

Lavoisier a déterminé le premier quels changements chaque respiration apportait dans la proportion de ces gaz, et l'ignorance a privé Lavoisier de la faculté de respirer avant le terme fixé par la nature! Et le directeur des Antiques, insultant à sa mémoire, a placé, dans un angle de la magnifique salle des Petits-Augustins, le buste en plâtre de son juge et de son bourreau. *Que fait là cet emplâtre?* m'écriai-je indigné, en voyant le buste du décemvir. Mais, hélas! c'est prêcher dans le désert. Lavoisier, dis-je, est le premier qui a expliqué, d'une manière satisfaisante, ce qui se passe pendant l'oxidation des métaux. Mais avant de passer aux minéraux, parlons des végétaux. L'échafaud de Lavoisier avait bouleversé mes idées.

Nous venons de voir le gaz oxigène consommé par la combustion et la respiration des animaux, comme aliment du feu et de la vie. Le contraire a lieu dans les végétaux : loin d'enlever l'oxigène à l'atmosphère, les végétaux lui en fournissent continuellement et le renouvèlent sans cesse en le purifiant. Delà vient que l'air de la campagne est si pur au printemps, époque où la végétation est dans toute sa force.

Lorsqu'on fait passer l'oxigène dans un corps, cette opération se nomme oxigénation ou oxidation. On peut, par l'action du calorique et de la lumière, transporter l'oxigène d'un corps dans un autre.

Lavoisier prit une quantité déterminée de mercure, et l'exposa à l'action de la chaleur, dans un appareil convenable ; il s'aperçut qu'après l'ébullition le métal se recouvrait d'une poussière brune, qui devenait rouge à mesure qu'elle augmentait. Il parvint par ce procédé à convertir tout le mercure en poudre rouge, connue des chimistes sous le nom d'oxide rouge de mercure. Il pesa cette poudre, et vit que le métal, en changeant de nature, avait augmenté de poids. Il soumit ensuite cet oxide rouge à une forte chaleur, dans un vaisseau convenable, qui communiquait sous une cloche à l'appareil pneumato-chimique : bientôt le métal reprit sa première forme, redevint du mercure coulant, et la cloche se remplit d'air. Cet air, bien examiné, se trouva du gaz oxigéné mêlé avec une très-petite partie de gaz azotique. La portion de gaz oxigéné ayant été pesée, se trouva égale au poids qu'avait acquis le métal pendant sa calcination.

Il est évident que, pendant cette opération, le mercure décompose le gaz oxigène, en absorbe la base qui augmente son poids, et qu'en restituant du calorique et de la lumière à la base du gaz oxigéné, elle reprend son état élastique et abandonne le métal, qui revient alors à sa première forme.

On sait aujourd'hui que le mercure est le plus oxidable de tous les métaux ; qu'il suffit de l'agiter dans l'air, pour le combiner à l'oxigène, que la salive seule peut l'oxider; qu'il abandonne facilement ce principe; qu'il s'unit, avec la plus grande facilité, aux matières animales.

D'après ces faits incontestables, je conclus :

1° Que le mercure seul et sous forme métallique, n'est point un remède antivénusalgique.

2° Que le mercure uni avec l'oxigène, est un remède contre la maladie de Vénus, mais que son administration exige toute la prudence, toute la sagesse d'un praticien éclairé.

3° Que les sudorifiques, tels que le gaïac, la salsepareille, etc., peuvent guérir la maladie de Vénus, dans son principe, en Afrique, en Amérique, en Asie, mais que ces remèdes sont insuffisants dans les climats tempérés d'Europe et dans les contrées septentrionales.

4° Que le végétal qui renferme la plus grande quantité d'oxigène, est le meilleur remède contre la Vénusalgie, sans avoir le danger du mercure, qu'on employe alors extérieurement en frictions, et jamais intérieurement.

5° Que l'oxigène étant le principe de l'acidité, décèle la base du virus vénusalgique, laquelle ne peut être que le principe de l'alkalescence ou de la putridité.

6° Que le virus vénusalgique est essentiellement putride, ainsi que ses effets le démontrent.

7° Que les substances acides ne peuvent être contraires dans le traitement et le régime de la Vénusalgie. Cependant l'usage du lait m'a paru contraire à quelques malades, peut-être à raison de la partie caséeuse de cette substance.

On voit, d'après ces expériences et le principe qui leur sert de base, de quelle manière doivent agir sur le virus vénusalgique toutes les préparations mercurielles, et l'on peut en tirer cette conséquence, que les bons effets de tout remède anti-vénusalgique sont toujours en raison de la quantité d'oxigène qu'il renferme. Ainsi, la substance anti-vénusalgique la plus puissante, la plus active, la plus propre à changer l'état du système, est celle qui renferme le plus d'oxigène, et qui s'en dessaisit le plus facilement en faveur des matières animales. Or, telle est la diane ou la plante valaisane, qui depuis dix ans a opéré des cures merveilleuses en Allemagne, en Italie, en France, et dont l'usage est très agréable, puisqu'on guérit en trois semaines de la Vénusalgie, en prenant soir et matin une infusion de sa racine dans le sirop de capillaire.

C'est du nombre des symptômes, de leur intensité, et de la rapidité de leur apparition, que dépend le choix des médicaments accessoires à ce spécifique, en observant, toutefois, les modifications qu'exige le tempérament du malade.

Voici, du reste, la marche ordinaire du traitement.

La saignée du bras est indispensable lorsque le malade est jeune, pléthorique, et menacé d'une inflammation aux parties génitales.

Le lendemain, on administre une potion purgative, suivant l'âge, les forces et le sexe des malades.

Deux jours après la médecine, on fait prendre les bains chauds à la température du corps. Quatre ou cinq suffisent pour calmer l'irritation.

En sortant du bain, on donne au malade un verre de sirop anti-vénusalgique.

C'est au médecin à juger, d'après l'état du malade et de l'effet qu'opère sur lui le spécifique, si ses forces lui permettent d'en prendre deux ou trois verres par jour; car je ne dois point dissimuler que ce remède est très-actif, et qu'il est prudent d'attendre, plutôt que de mettre trop de précipitation dans le traitement.

La racine de la plante valaisane chasse le virus vénusalgique par la transpiration et par les voies urinaires; elle cicatrise les ulcères qui se forment dans le canal de l'urètre, et augmente sensiblement la masse des urines; elle diminue en très-peu de temps l'écoulement des fleurs blanches, sans affaiblir l'estomac; enfin, je ne connais pas de meilleur remède contre les dartres et les autres affections cutanées.

Lorsque la Vénusalgie est invétérée, j'administre cinq à six frictions mercurielles aux cuisses et aux parties voisines de la source du mal; mais jamais je n'administre intérieurement le mercure, sous quelque forme que ce puisse être.

Cependant, le muriate oxigéné de mercure, administré avec sagesse, a produit de très-bons effets. C'est Van-Swieten qui, le premier, a transformé le poison le plus actif en un remède salutaire. On fait prendre le muriate oxigéné de mercure à la dose de huit à douze grains, dissous dans l'alkool à trente-six degrés, et divisé dans un demi-litre d'eau distillée. Trois cuillerées de cette dissolution par jour, dans une boisson appropriée, l'une le matin à jeûn, l'autre une heure avant de dîner, et la troisième le soir, produisent les meilleurs effets, en Allemagne, en Suisse, en Russie; mais la liqueur de Van-Swieten ne peut convenir aux Français, à cause de la délicatesse de leur tempérament, et encore moins aux Françaises, dont le genre nerveux ne sympathise point avec ce remède héroïque, et dont il est impossible de calculer la dose de manière à faire du bien, sans incommoder le malade, et souvent on l'irrite à trop petite dose, sans produire de bons effets contre la Vénusalgie. J'ai vu un jeune homme ressentir des maux de reins affreux, et des tiraillements très-douloureux à la poitrine, pendant plusieurs mois, pour avoir pris environ six grains de muriate oxigéné de mercure dans un demi-litre d'eau distillée, à la dose d'une seule cuillerée à bouche par jour, dans un verre de sirop de guimauve. Ce remède devient de jour en jour plus dangereux, à mesure que les causes morales viènent affecter le physique et le rendent d'une irritabilité extrême. J'en appèle sur ce point physiologique aux médecins observateurs, qui n'administrent aujourd'hui qu'en tremblant le tartre stibié, à une demi-dose de celle qu'on ordonnait autrefois sans crainte.

L'oxide rouge de mercure obtenu par la calcination, est semblable à celui qu'on prépare par l'acide nitrique; il a la même causticité, la même acrimonie. J'ai connu un médecin célèbre qui se préservait de la Vénusalgie, en prenant chaque jour un demi grain de précipité rouge dans un verre de sirop d'orgeat. Je ne me fierais pas plus à ce préservatif qu'aux redingotes anglaises de Condom, dont la sagesse du gouvernement interdira sans doute le commerce scandaleux qui s'en faisait publiquement, il y a quelques années, sous les galeries du Palais-Royal, et auxquelles on a substitué depuis quelque temps un savon noir, préservatif prétendu de la Vénusalgie.

Vers le milieu du traitement et à la fin,

j'ordonne aux malades la même médecine dont ils ont fait usage au commencement, et qui se compose de

Jalep . . . . 24 grains,
Scammonée d'Alep . 8 grains,
Sucre en poudre. . . 30 grains.

Mêlez, pour prendre le matin à jeûn dans un bouillon gras. On seconde l'effet de la médecine en prenant un bouillon aux herbes. On peut manger une heure après avoir pris cette poudre purgative.

Quant au régime, le traitement de la Vénusalgie n'empêche point de vaquer à ses affaires : le potage, peu de viande de boucherie, la volaille rôtie, point de crudités, peu de vin, point de liqueurs fermentées, jamais du café durant le traitement, beaucoup d'exercice par un temps sec, évitant avec grand soin l'humidité des pieds, surtout en hiver.

Dans le traitement vénusalgique des femmes enceintes, il faut prévenir avec soin les effets du mercure, si on en fait usage. Je donne impunément la décoction de la racine valaisane, et je fais saigner au bras, si aux maux de tête se joignent des lassitudes spontanées dans les membres, la plénitude du pouls et les douleurs de reins.

Il serait dangereux surtout d'employer les préparations mercurielles contre la Vénusalgie des enfants à la mamelle; mais la femme enceinte pouvant être traitée impunément avec la diane pendant tout le temps de la grossesse, on est assuré que l'enfant sera guéri à l'époque de sa naissance. Je puis attester que toutes les femmes grosses qui ont fait usage de mon sirop anti-vénusalgique dans les premiers mois de leur grossesse, ont mis au monde des enfants très-sains. Du reste, si l'on avait des doutes sur la guérison, il faudrait engager la mère à nourrir, et pendant l'allaitement elle continuerait l'usage de la diane ; mais cette exception n'a lieu que pour les enfants dont les mères n'ont commencé leur traitement qu'au neuvième mois de leur grossesse.

L'administration des remèdes internes ne doit point empêcher de combattre les symptômes externes, suivant les règles de l'art.

La manière de traiter les chancres est fort simple. Il faut d'abord calmer l'irritation qu'ils causent, en trempant plusieurs fois la partie dans la décoction de racine de guimauve. Si l'inflammation est trop grande, on a recours à la saignée au bras, et on les baigne avec la liqueur de Van-Swieten. On applique avec ménagement, et autant de fois que le cas l'exige, le nitrate d'argent fondu sur chaque chancre, jusqu'à ce que l'escarre se détache, tombe, et que la base soit d'un rouge vif. On touche également avec le nitrate d'argent fondu, les excroissances vénusalgiques. Lorsque les chancres sont cachés sous le prépuce, ou bien sur le frein même, il ne faut pas mettre la partie à découvert, soit pour les examiner, soit pour les panser. Ces tiraillements multipliés augmentent l'irritation, font saigner l'ulcère, l'enveniment et l'agrandissent plus que ne le ferait le virus vénusalgique abandonné à lui-même. Dans ce cas on répète la saignée du bras, on enveloppe le gland et le prépuce d'un cataplasme émollient, et l'on injecte, deux ou trois fois le jour, très-doucement, l'intérieur du prépuce ou le pli du frein, suivant la situation du chancre, avec la liqueur de Van-Swieten.

Ou le bubon n'est formé que de l'engorgement d'une seule glande de l'aine, ou il y en a plusieurs, qui réunies forment ensemble une tumeur à base large, occupant toute l'étendue de l'aîne. Dans l'un et l'autre cas, ou la tumeur élance beaucoup et est très-douloureuse, ou bien elle n'élance pas et n'est guère sensible qu'au toucher. Il est évident que, dans ce dernier cas, le bubon ne doit point suppurer, et qu'il paraît plutôt tendre à se résoudre. Alors on applique sur la tumeur l'emplâtre de *vigo cum mercurio*, qu'on renouvèle tous les deux jours. On attribue à Vigo et à Fallope le premier usage qu'on a fait en France du mercure contre la Vénusalgie : cela peut être; mais il est constant que les Indiens employaient ce métal contre le *feu-persan* depuis plusieurs siècles, lorsqu'on a commencé à en faire usage en France.

L'incision du bubon est inévitable, lorsque la tumeur s'annonce par des élancements sourds, profonds, étendus, ou par des élancements aigus et superficiels. L'incision doit être faite de haut en bas et de dehors en-dedans, suivant la direction du pli de l'aine, toujours sur le foyer de la suppuration et vers la partie la plus déclive. On applique un cataplasme pour accélérer la fonte de la glande. Le reste du pansement est très-simple, et se fait le plus souvent avec des plumaceaux chargés d'onguent basilic ou de la mère.

Si les bords de l'incision durcissent, on emporte alors les bords de l'ulcère avec les ciseaux, et l'on déterge le fond avec un léger escarotique. Quelquefois, au lieu de s'arrondir, le bubon s'élève en pointe assez aiguë, et sa base est si large, qu'elle occupe souvent tout le pli de l'aîne et de la cuisse. Dans peu de jours, il se manifeste un point luisant et superficiel. Percez cette peau fine avec la pointe de la lancette; il en sortira quelques gouttes de sang et de sérosité. L'application des cataplasmes émollients calmera la douleur, le bubon diminuera de volume, et la résolution se fera d'une manière rapide.

Il survient aux aisselles, aux angles de

la mâchoire inférieure, et même au cou, des tumeurs glanduleuses qui tiènent de la nature du bubon. La détersion de ces foyers purulents et la manière de les conduire à cicatrice, est d'ailleurs la même que celle des bubons de l'aîne.

Les poireaux, les crêtes, les fics, les mûres, les condylòmes, excroissances qui ne diffèrent que par la forme, doivent subir le même traitement. Celles qui sont molles ou superficielles se flétrissent presque toujours d'elles-mêmes, sèchent et tombent avec leur pédicule. Les excroissances dures et profondes résistent souvent à la dose des remèdes qui guérit la Vénusalgie. Le moyen le plus prompt est de couper ces excroissances, d'abandonner à l'action des remèdes internes celles qui sont molles et superficielles, et de cautériser les autres; et quand l'escarre est détachée, on fait suppurer le point cautérisé avec l'emplâtre de dyachilon gommé.

Les pustules se guérissent presque toujours par le traitement interne; la plupart sèchent et s'écaillent, lorsqu'elles ne sont point entretenues par d'autres maladies, telles que le scorbut, le virus scrophuleux, etc. Ce cas regarde le traitement des maladies vénusalgiques compliquées.

L'exostose récent se résout sans topique; mais s'il est douloureux, on applique sur la partie affectée un cataplasme émollient, et on fait quelques frictions mercurielles locales. Si ce symptôme est produit par la Vénusalgie invétérée, l'os conserve toujours son volume, après le traitement le plus complet et la cure radicale de la maladie.

De tous les symptômes vénusalgiques, l'écoulement virulent est souvent le plus opiniâtre et celui qui exige les secours les plus prompts. Il faut d'abord saigner le malade pour appaiser l'inflammation, et lui ordonner pour toute boisson une tisane composée avec orge mondé, une poignée ; racines et feuilles de fraisier, un gros ; sel de nitre, un demi-gros ; gomme arabique, demi once par chaque litre d'eau.

Deux jours après la saignée, on donne au malade une potion purgative avec manne, une once et demie ; catholicon double, une once ; dans un verre d'infusion d'eau de fleurs de violette.

Le lendemain de la médecine, le malade prend soir et matin un verre de décoction de diane ; ou une seule le matin, si le malade est jeune ou d'un tempérament délicat. Je n'ai pas besoin d'observer que le temps des *règles* exige toute suspension des remèdes héroïques.

Si l'écoulement qui avait cessé par l'usage de la diane et d'un bon régime, reparaît par l'effet du déchirement survenu à quelques fibres du canal de l'urètre, soit par la masturbation, soit par l'action du coït, ou même à cause d'un reste de virus, ce symptôme n'a rien d'inquiétant, lorsque le malade est bien traité. Le régime et le bain froid local le font disparaître en peu de jours.

J'ai souvent vu l'écoulement d'une humeur limpide sans couleur et sans odeur, se prolonger plusieurs mois après le traitement le plus méthodique, et inquiéter les malades, quoique je fusse certain que cet accident ne tenait qu'à la texture fine et délicate de la peau des personnes blanches. Pour satisfaire à leur impatience, j'ai souvent employé, avec succès, un bain local avec l'eau à la glace, en leur faisant prendre en même temps intérieurement, deux ou trois fois par jour, cinq à six gouttes de baume de Copahu, roulées dans le sucre blanc et enfermées dans un pruneau cuit, pour les faire glisser plus aisément.

L'usage précipité des injections astringentes, l'abus du vin, des liqueurs, et mille autres imprudences, font quelquefois supprimer l'écoulement, qui pour lors se précipite dans les bourses, les tuméfie, et les rend dures et douloureuses. A cet accident se joint encore la difficulté, l'impossibilité même d'uriner, causée par l'inflammation du canal de l'urètre. Il faut alors saigner promptement le malade, et répéter la saignée une ou deux fois pour rétablir le cours des urines et appaiser la douleur des bourses. En même temps on applique par-dessus le cataplasme émollient déjà indiqué, que l'on soutient avec un bandage suspensoir. Lorsque l'irritation du canal est passée, on introduit des bougies pour rétablir l'écoulement, dont l'apparition est l'époque certaine du dégorgement prochain des bourses. Cependant, comme la matière qui constituait cet écoulement a été répercutée, et qu'avant qu'elle ait pu reprendre son cours ordinaire, sa contagion a pu faire des progrès, il est prudent de mettre le malade à l'abri des accidents, en continuant de lui donner l'anti-vénusalgique à petites doses, et en lui faisant porter un bandage suspensoir.

La saignée répétée est le premier moyen de combattre le phymosis et le paraphymosis, accidents contre lesquels il faut rarement employer l'opération. C'est pour éviter ces symptômes dans la judham ou Vénusalgie judaïque, que Moïse consacra la circoncision par un principe religieux. Et en effet, les peuples qui se font circoncire sont exempts du phymosis et du paraphymosis.

Le phymosis a souvent pour cause des chancres placés entre le gland et le prépuce, lesquels irritent cette dernière partie. Quelquefois encore il se fait entre ces mêmes parties de la verge un écoulement en tout semblable à la chaude-pisse. Dans l'un et dans l'autre cas, lorsque les symptômes inflammatoires sont dissipés et que le prépuce est un peu relâché, il faut avoir soin de pousser chaque jour, sous ce même prépuce, l'injection d'eau de chaux et de muriate oxigéné de mercure, jusqu'à ce que son relâchement entier permette de voir les chancres et de les panser à l'ordinaire.

L'acide muriatique oxigéné pris intérieurement a guéri plusieurs ulcères vénusalgiques sur le prépuce, sur le gland, et sur le bord interne des grandes lèvres. L'acide nitrique a produit les mêmes effets.

Une forte décoction faite avec les feuilles d'une plante sudorifique d'Amérique, appelée *agave americana*, est fort en usage à Naples, dans la Vénusalgie primitive.

Des voyageurs dignes de foi rapportent que les médecins brames employent l'oxide blanc d'arsenic pour guérir l'éléphantiasis.

Dans l'inflammation de la glande prostate, dans les exostoses et périostoses, on a souvent fait usage, avec succès, d'une décoction de la racine du *daphne mezereum*.

Les douleurs vénusalgiques des muscles, des tendons et des nerfs, sont appaisées par les bains, après l'usage des sudorifiques, excepté dans le seul cas où les malades auraient des dispositions au rhumatisme; et dans ce seul cas, il ne faudrait employer que les sudorifiques et les frictions sèches avec la flanelle.

Des observations faites par des praticiens distingués, attestent que de légères commotions électriques augmentent l'action du mercure; mais comme je redoute plus son activité que son inaction, je ne les conseille jamais, d'autant qu'il est d'autres moyens que je crois plus efficaces.

Les Brames guérissent, dit-on, l'éléphantiasis ou leur Vénusalgie avec l'arsenic.

Dans la Jamaïque, on fait usage contre la Vénusalgie de la décoction de l'euphorbe à petites feuilles.

On guérit quelquefois très-promptement les dartres et les ulcères vénusalgiques avec la pommade oxigénée du docteur Alyon.

Stot dit avoir employé avec succès la *gratiola officinalis* dans les douleurs vénusalgiques des articulations.

Les malades se trouvent quelquefois, après le traitement le plus méthodique et le plus satisfaisant de la Vénusalgie, dans un état d'anéantissement et d'impuissance qui attriste les convalescents. On y remédie par la diète, les frictions sèches le long de la colonne épinière, et par des lotions faites d'heure en heure aux parties génitales, avec l'eau de Cologne et l'alkali volatil.

Plenk recommande un cataplasme avec la poudre de mandragore, contre l'endurcissement des testicules.

L'opium combiné avec le mercure est un bon remède anti-vénusalgique.

Les gouttes blanches du docteur Ward produisent de très-bons effets dans la maladie de Vénus.

Je n'ai cité dans cet ouvrage toutes les ressources de l'art contre la Vénusalgie, que pour mieux faire sentir tous les avantages d'un spécifique qui, sans avoir aucun des dangers du mercure et de ses préparations, est de plus agréable à prendre, ne dérange point le malade de ses affaires, et n'exige d'autre régime que celui que devrait se prescrire à elle-même toute personne jalouse de conserver sa vie et sa santé, c'est-à-dire, de faire usage de tout aliment sain, et de n'abuser de rien.

Or, tels sont les avantages que mes malades retireront de la plante valaisane, dont les heureux effets sont garantis par un homme qui a prouvé, aux dépens de son bonheur, de sa fortune et de son repos, non seulement qu'il ne sait pas mentir, mais qu'il a consacré sa vie à la vérité : *Vitam impendere vero.*

Fidèle à ma devise, voici la réponse que je fis à la lettre impertinente de M. le chevalier de G***, qui m'avait chargé du débit de ses poudres anti-vénériennes :

« *Memento homo, quià pulvis es et* » *in pulverem reverteris.* (Souvenez-vous » que vous n'êtes que poudre, et que vous » redeviendrez en poudre.) Voici ma » profession de foi sur vos poudres.

» Je crois que ceux qui ont présidé à la » fameuse expérience des trente-six sol-« dats guéris dans leur trajet à pied de » Metz à Toulon, ont abusé de votre bonne » foi, de celle du monarque, et de tous » les médecins signés au procès-verbal, » et qu'on a échangé en route les trente-» six soldats vénériens partis de Metz, » contre trente-six soldats sains, et qui » sont arrivés tels à Toulon.

» J'ai l'honneur d'être, etc. »

Cette lettre fut un coup de foudre pour M. le chevalier, qui me fit ses excuses de sa lettre, et depuis cette époque les poudres n'ont été vendues que sous le manteau.

Cependant, comme tous mes lecteurs ne saisiraient pas le mot de l'énigme renfermé dans ma réponse à M. le chevalier de G***, je vais leur en développer le sens.

Le prince de M., ministre de la guerre, ami de collége de M. le chevalier de G***, voulant surprendre au monarque un brevet de distribution des poudres anti-vénériennes du chevalier, afin de lui procurer une existence honorable (*), ordonna qu'il serait fait une expérience de ce remède sur trente-six malades vénériens, qui partiraient à pied de Metz et se rendraient à Toulon parfaitement guéris par le seul

(*) Le docteur A., chargé par M. de G*** du débit de ses poudres, m'a dit qu'il remettait six mille francs par mois, tous frais faits, au propriétaire de ce remède, provenant du produit de la vente.

effet des poudres du chevalier, qu'on leur administrerait en route. En conséquence, on chercha dans les régiments trente-six soldats, surnommés la Fleur, la Tulipe, la Rose, Languedoc, Bourguignon, Joli-Cœur, etc., infectés de la Vénusalgie bien et duement constatée par les médecins et chirurgiens de Metz, lesquels trente-six soldats malades furent sans doute échangés en route avec trente-six autres la Fleur, la Tulipe, la Rose, Languedoc, Bourguignon, Joli Cœur, etc., hommes très-sains, et dont l'état de santé fut constaté par les médecins et chirurgiens de Toulon à leur arrivée dans cette ville. Cette jonglerie fit obtenir au chevalier de G*** la libre distribution de ses poudres, qui portaient le chiffre du roi de France.

Cependant la saluberrime faculté de Paris, effrayée d'un tel succès, composa sur-le-champ son rob anti-syphilitique, et obtint, à force d'intrigue, la préférence sur le chevalier, pour désinfecter de la Vénusalgie la marine française. Depuis cette époque, ce remède précieux (pour les vendeurs) se distribue au public à prix fixe, rue des Petits-Augustins, et rue de Varennes « Celui-ci, dit l'affiche, est le bon : » l'autre est donc le mauvais? *Non nobis tantas componere lites.*

Ce remède n'est pas plus efficace contre la Vénusalgie, que les poudres du chevalier et la décoction de P***. Un poète célèbre en a bu deux feuillettes en deux ans; et quoique sa Muse en ait célébré les heureux effets, la chirurgie lui a donné un démenti, en faisant l'amputation de la jambe à son cher favori.

« Mais donnez-nous donc le secret de
» votre diane, diront les prêtres de Vénus,
» afin que nous puissions substituer votre
» plante valaisane aux moyens déjà con-
» nus, et que vous jugez inefficaces ou
» dangereux. »

« Si j'avais une vérité dans la main, » disait Maupertuis, je ne l'ouvriras pas » pour la montrer aux hommes. »

Une longue et triste expérience m'a démontré que Maupertuis avait raison.

Lorsque j'annonçai que j'avais un lévier plus puissant que tous les *forceps* pour terminer les accouchements laborieux, les levretistes crièrent au charlatanisme; et cependant, dans la crainte que l'ignorance n'abusât de ce moyen, je disais tout bas à chacun de mes élèves que mon secret n'était autre chose que l'administration d'un demi-grain de tartre stibié, lorsque l'enfant, durant le *travail*, présentait la tête à l'orifice de la matrice, et que sa dilatation était bien avancée. Ce moyen, avoué par la raison, la nature et l'expérience, a été adopté par mes antagonistes, qui l'ont blâmé hautement.

J'ai démontré les trois situations de l'enfant dans la matrice, à trois différentes époques de la grossesse ; et l'Institut, dans sa sagesse, a refusé de m'admettre à l'expérience.

J'ai découvert le mécanisme de l'accouchement naturel et laborieux, et l'Institut, dans sa sagesse, s'est déclaré incompétent pour prononcer sur une découverte dont le mémoire était imprimé. Mais l'Institut passera, et la vérité ne passera point.

Douze femmes enceintes sont tombées sous le couteau césarien, et leur mort a justifié la solidité de ma doctrine contre la pratique de l'opération césarienne, aujourd'hui proscrite en France, grâce à mes recherches.

Quel fruit ai-je retiré de tant d'autres services rendus à l'humanité? J'ai été condamné, par un Corse et par des corsaires, pour avoir dit la vérité : un bon jugement m'a déclaré calomniateur, pour avoir publié un fait reconnu constant, et pour avoir désigné à l'opinion publique un accoucheur qui répond à une femme sur son lit de douleur : *C'est la moitié de votre enfant que j'ai laissé dans le corps.*

Las de vivre sous un gouvernement dépopulateur, j'ai parcouru la Suisse, l'Italie, l'Allemagne, et sans la bataille d'Austerlitz, j'aurais trouvé une retraite honorable en Russie, sous la protection du libérateur de la France. Mais je bénis la Providence de m'avoir ramené dans ma patrie, sous le règne si désiré des Bourbons.

Cependant à peine suis-je de retour, que vous réclamez le fruit de mes voyages. Lâches détracteurs, dites, si vous l'osez, qu'un autre avant moi avait connu l'origine et la cause de la Vénusalgie; mais cherchez-en le remède dans le canton du Valais. Après m'avoir fait voyager malgré moi, ne trouvez pas mauvais que je vous envoye promener à mon tour.

Je terminerai cet opuscule par les propres

paroles du docteur Gardanne, auteur d'une Instruction sur la maladie vénérienne :

« Nous ne saurions trop répéter aux ma-
» lades, dit-il, que c'est presque toujours
» d'un traitement bien ou mal administré
» que dépend la santé, le bien-être et le
» repos du reste de la vie. Puissent ceux
» qui sont attaqués du mal vénérien, les
» jeunes gens surtout, sentir une fois cette
» vérité, et cesser enfin de recourir à des
» gens sans titre et sans connaissances,
» qui, non contents d'épuiser la bourse,
» ruinent en même temps la santé, par
» l'ignorance et par la précipitation avec
» laquelle ils cherchent à faire disparaître
» les symptômes, sans s'occuper du fond
» de la maladie ! »

FIN.

www.ingramcontent.com/pod-product-compliance
Ingram Content Group UK Ltd.
Pitfield, Milton Keynes, MK11 3LW, UK
UKHW020314230726
13925UKWH00002B/402

9 782016 169209